AF832751

Inhalt

Plausibilitätsprüfung nach ApBetrO und BAK-Leitlinien zur Qualitätssicherung

Ärztliche Verschreibungen und sonstige Rezepturanforderungen sind bei fehlender Rezepturstandardisierung auf Plausibilität zu prüfen. Die Dokumentation dieser Plausibilitätsprüfung kann handschriftlich oder elektronisch erfolgen, z. B. mit einem Dokumentationsformular oder einem System zur Labordokumentation, wie der Plausibilitätsprüfung von Labor+. Dieser Beitrag zur Arzneimittelsicherheit geht über die übliche Sorgfalt bei der Arzneimittelabgabe hinaus. Praktikabilität, Unbedenklichkeit und pharmazeutische Qualität einschließlich Stabilität und galenischer Voraussetzung für die arzneiliche Wirkung lassen sich strukturiert anhand bewährter Kriterien beurteilen. Das ist mit einer selbsterklärenden Vorlage sowie den übersichtlichen Diagrammen und Tabellen in dieser Broschüre leicht möglich. Hier finden sich die Kriterien für valide Prüfzertifikate ebenso wie die AMK-Liste der bedenklichen Stoffe oder Listen zur Risikominimierung durch falsche Wirkstoffkonzentrationen der Externa für Erwachsene und Kinder. Neben den für Kompatibilität und Wirkung wichtigen galenischen und biopharmazeutischen Wirkstoffeigenschaften sind komplementäre Angaben für Arzneiträger und funktionelle Hilfsstoffe tabelliert. Bei den flüssigen Trägern sind die wichtigen Ethanol-Wasser-Gemische unter 45 % (*V/V*) ergänzt. Zu den offizinellen Externagrundlagen (Ausgangsstoffe) werden »Verwendbarkeitsfristen« (Verwendung in der Apotheke) vorgeschlagen. Nach dem DAC/NRF-Konzept sind die »Aufbrauchsfristen« der Rezepturarzneimittel (Anwendung beim Patienten) festzulegen.

Jedes »Nein« in der Abfrage erfordert Maßnahmen. Einige setzt der Apotheker eigenverantwortlich um (z. B. Konservierungsmittel und andere Hilfsstoffe), andere nur mit Einverständnis des Arztes (z. B. Grundlagenaustausch, wirksames Externsteroid anstelle der verschriebenen Muttersubstanz). Häufigste Arztrücksprache wird die Frage nach der Gebrauchsanweisung als Pflichtkennzeichnung sein (idealerweise mit Angaben, wo genau und wie, wie viel, wann/wie oft und wie lange das Rezepturarzneimittel anzuwenden ist). Für solche Arztrückfragen bietet DAC/NRF eine Blankovorlage für die Gebrauchsanweisung sowie Schreibvorlagen nach DAC/NRF-Abschnitt I.5.2.3. (siehe www.dac-nrf.de, Rubrik »Tools«). Falls eine entsprechende NRF-Vorschrift vorhanden ist, sollte jede Rücksprache unbedingt genutzt werden, dem Arzt die standardisierte Vorschrift vorzuschlagen – ggf. auch eine NRF-Modifikation (z. B. Externsteroid-Zusatz zu Hydrophiler Polidocanol-Creme NRF). Denn die Vorteile liegen nicht nur bei der Apotheke und beim Patienten, sondern auch beim Arzt. Er kann sich auf die Praktikabilität verlassen und hat weniger Rückfragen aus der Apotheke zu erwarten. Ziel muss deshalb aus Sicht der Apotheke die ärztliche Verordnung nach NRF sein, nicht die Perfektionierung der Plausibilitätsprüfung.

Abbildung:
Beispiel für ein Dokumentationsformular
zur Plausibilitätsprüfung, erhältlich beim Govi-Onlineshop unter govi.de.

Plausibilitätsprüfung für Rezepturarzneimittel (§ 7 (1b) ApBetrO)

Lfd. Nr. ______

❑ ______ Anlage(n)

Rezeptur:

❑ Rücksprache mit dem Arzt war erforderlich (siehe Rückseite)

Prüfparameter		Maßnahmen
Ist die Verordnung lesbar und sind alle (ggf. lateinischen) Angaben verständlich?	❑ ja ❑ nein	
Ist die Rezepturformel vollständig angegeben und die Verordnung ohne erkennbare Irrtümer ausgestellt?	❑ ja ❑ nein	
Dosierung, Applikationsart		
Dosierung: Sind Wirkstoffdosis/-konzentration eindeutig und therapeutisch üblich? Literatur*	❑ ja ❑ nein	
Applikationsart: Sind Anwendungsart und Gebrauchsanweisung bekannt und für den Wirkstoff und die Darreichungsform plausibel?	❑ ja ❑ nein	
Art, Menge der Ausgangsstoffe und Kompatibilität untereinander		
Sind alle Ausgangsstoffe mit validem Prüfzertifikat erhältlich? Literatur*	❑ ja ❑ nein	
Sind nur unbedenkliche bzw. nicht umstrittene Stoffe enthalten? Literatur*	❑ ja ❑ nein	
Sind alle Bestandteile untereinander kompatibel und ausreichend stabil? Literatur*	❑ ja ❑ nein	
Gleichbleibende Qualität des Rezepturarzneimittels über den Haltbarkeitszeitraum, Haltbarkeit		
Sind mikrobiologische Qualität und Stabilität ausreichend? Literatur*	❑ ja ❑ nein	
Sind Laufzeit (Tag, Monat, Jahr) und Aufbrauchfrist bekannt? Literatur*	❑ ja ❑ nein	
Weitere Prüfungen		

Datum, Unterschrift verantw. Apotheker(in) / zur Vertretung berechtigte Person

* Angabe der herangezogenen Literatur/Quelle. Empfehlungen auf der Rückseite, Ergänzungen möglich.

Eingangsprüfung der Ausgangsstoffe

Checkliste für Prüfzertifikate

Hilfs- oder Wirkstoffe (Ausgangsstoffe) für die Rezepturherstellung werden vom Hersteller oder Lieferanten in der Regel mit einem Prüfzertifikat geliefert. Dabei ist zu beachten, dass ein Pharmagroßhändler als Zwischenhändler auftritt und nicht das Prüfzertifikat erstellt. Das Prüfzertifikat muss in der Apotheke auf Gültigkeit, Plausibilität und Vollständigkeit geprüft werden. Es muss bestimmte Mindestangaben enthalten:

1. Das Prüfzertifikat muss den Vorgaben einer gültigen Monographie (Ph. Eur., DAB, DAC, u.a.) entsprechen. Ist keine Monographie vorhanden, kann in Ausnahmefällen auch das Prüfverfahren eines pharmazeutischen Herstellers verwendet werden, wenn es den Vorgaben im Kapitel »Allgemeine Vorschriften« des Europäischen Arzneibuchs entspricht.
2. Alle Vorgaben der Monographie müssen auf dem Prüfzertifikat aufgelistet und mit einem eindeutigen Untersuchungsergebnis versehen sein.
3. Die Chargenbezeichnung auf dem Behältnis muss mit der Chargenbezeichnung des Prüfzertifikats übereinstimmen.
4. Das Prüf- und Verfallsdatum sowie die Lagerbedingungen müssen angegeben sein.
5. Das Prüfzertifikat muss von einer verantwortlichen Person* unterzeichnet sein.

Die Angabe der GMP-gerechten Herstellung, der Restkonzentration von Lösungsmitteln und der mikrobiologischen Qualität sowie die Einstufung nach GHS/CLP sind wichtig und hilfreich.

Nur wenn diese Kriterien erfüllt sind, kann auf die Komplettprüfung des Ausgangsstoffes in der Apotheke verzichtet werden: Der Apotheker braucht bei der Eingangsprüfung nur die Identität des vorliegenden Ausgangsstoffes festzustellen. Dabei kann gegebenenfalls auf die zweite Identifikationsreihe der Monographie oder auf die Prüfvorschriften der Alternativen Identifizierung des DAC zurückgegriffen werden.

Ist jedoch eine Angabe auf dem Prüfzertifikat fehlerhaft oder nicht vorhanden, so ist entsprechend der BAK-Leitlinie »Prüfung und Lagerung der Ausgangsstoffe« unter »Qualitätsmängel bei der Prüfung« der Ausgangsstoff zu separieren und zu sperren.

Aus diesem Grund ist die vollständige Kontrolle der Prüfzertifikate zwingend notwendig und sollte auf dem Prüfprotokoll dokumentiert werden.

Feststellung der Identität

Die Monographien der Arzneibücher und des Deutschen Arzneimittel-Codex/Neues Rezeptur-Formulariums (DAC/NRF) enthalten zur Prüfung auf Identität in der Regel

* Weitere Informationen online unter
https://dacnrf.pharmazeutische-zeitung.de/pruefen/pruefzertifikate/verantwortliche-person-zur-freigabe-von-pruefzertifikaten

zwei Identifikationsreihen. Die erste Reihe richtet sich an Hersteller und Lieferanten. Die zweite Reihe ist für die Offizin- und Krankenhausapotheken gedacht. Immer mehr moderne Arzneibuchmonographien verzichten jedoch auf die zweite Reihe und enthalten beispielsweise nur eine Prüfung mittels IR-Spektroskopie. In einigen Fällen ist die zweite Reihe zwar beschrieben, jedoch mit nicht apothekengebräuchlichen Verfahren.

Um den Apotheken praxisorientierte Lösungen für diese Probleme zu bieten, veröffentlicht DAC/NRF seit 2006 für etwa 1000 Ausgangstoffe Prüfvorschriften für die Eingangsprüfung. Mithilfe dieser Prüfvorschriften kann die Identität durch einfache instrumentelle Verfahren schnell und sicher ermittelt werden, beispielsweise mit dem Mischschmelzpunkt oder Brechungsindex. Zur Identifikation werden mindestens zwei voneinander unabhängige Verfahren eingesetzt, welche das DAC/NRF-Laboratorium praktisch durchgeführt und die DAC/NRF-Kommission geprüft und freigegeben hat. Bei der Entwicklung wird stets darauf geachtet, dass der Prüfer Verwechslungen bezüglich namens- und/oder strukturähnlichen Substanzen ausschließen kann. Die angegebenen Prüfungen zur eindeutigen Stoffidentifizierung sind, soweit nicht anders beschrieben, vollständig durchzuführen.

Referenz- und Vergleichssubstanzen

In den Prüfvorschriften zur Feststellung der Identität werden häufig Referenz- und Vergleichssubstanzen gefordert.

Referenzsubstanzen des Europäischen Arzneibuchs werden als CRS (*Chemical Reference Substance*) bezeichnet. Diese Substanzen sind bei spezialisierten Firmen oder direkt beim Herausgeber der Ph. Eur., dem EDQM, zu beziehen. Sie bilden die Grundlage für die primäre Identifizierung eines Stoffes. Einige Firmen bieten Sekundärstandards auf Basis der CRS an. Diese sind meist günstiger als die Primärstandards. Über ihre Verwendung muss im Einzelfall entschieden werden.

Vergleichssubstanzen sind für die Eingangsprüfung in der Apotheke, der sekundären Identifizierung, bestimmt. Sie dürfen nicht von Herstellern für die primäre Identifizierung bei Erstellung des Prüfzertifikats verwendet werden.

Als Vergleichssubstanz in der Apotheke dienen beispielsweise:

- der bereits geprüfte Standgefäßrest der vorherigen Charge
- Ausgangssubstanz von demselben Hersteller mit unterschiedlicher Chargenbezeichnung oder die gleiche Ausgangssubstanz von einem anderen Hersteller
- eine geprüfte Charge einer anderen Apotheke

Vorgehen bei der Eingangsprüfung

Die Kontrolle des Prüfzertifikats und die Auswahl einer geeigneten Prüfvorschrift für die Eingangsprüfung in der Apotheke werden durch das nachfolgende Fließdiagramm beschrieben. Es stellt eine Erweiterung zur BAK-Leitlinie »Prüfung und Lagerung der Ausgangsstoffe« dar. Der vollständige Prozess der Eingangsprüfung ist im Zusammenhang mit dieser BAK-Leitlinie zu sehen.

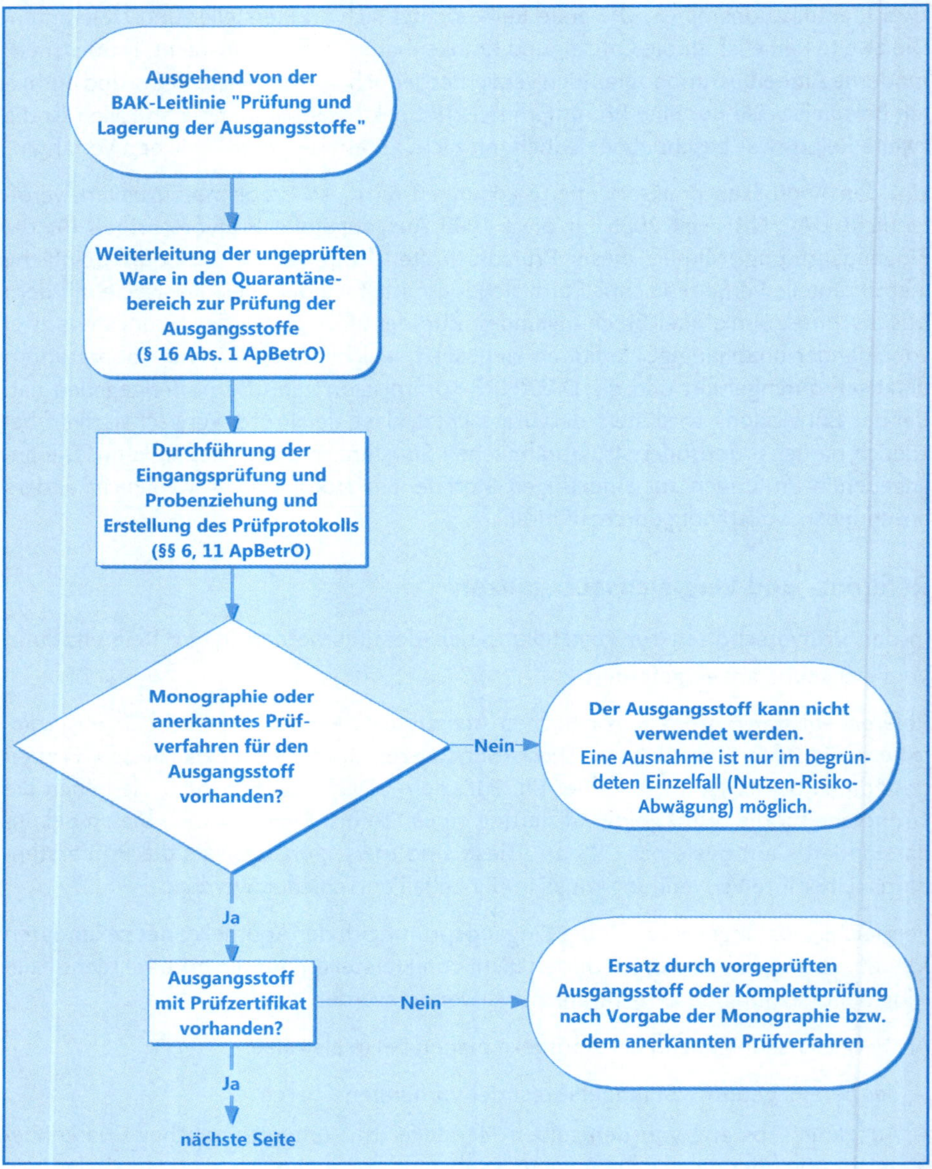
Ausgehend von der BAK-Leitlinie "Prüfung und Lagerung der Ausgangsstoffe"
Weiterleitung der ungeprüften Ware in den Quarantänebereich zur Prüfung der Ausgangsstoffe (§ 16 Abs. 1 ApBetrO)
Durchführung der Eingangsprüfung und Probenziehung und Erstellung des Prüfprotokolls (§§ 6, 11 ApBetrO)
Monographie oder anerkanntes Prüfverfahren für den Ausgangsstoff vorhanden?
Nein
Der Ausgangsstoff kann nicht verwendet werden. Eine Ausnahme ist nur im begründeten Einzelfall (Nutzen-Risiko-Abwägung) möglich.
Ja
Ausgangsstoff mit Prüfzertifikat vorhanden?
Nein
Ersatz durch vorgeprüften Ausgangsstoff oder Komplettprüfung nach Vorgabe der Monographie bzw. dem anerkannten Prüfverfahren
Ja
nächste Seite

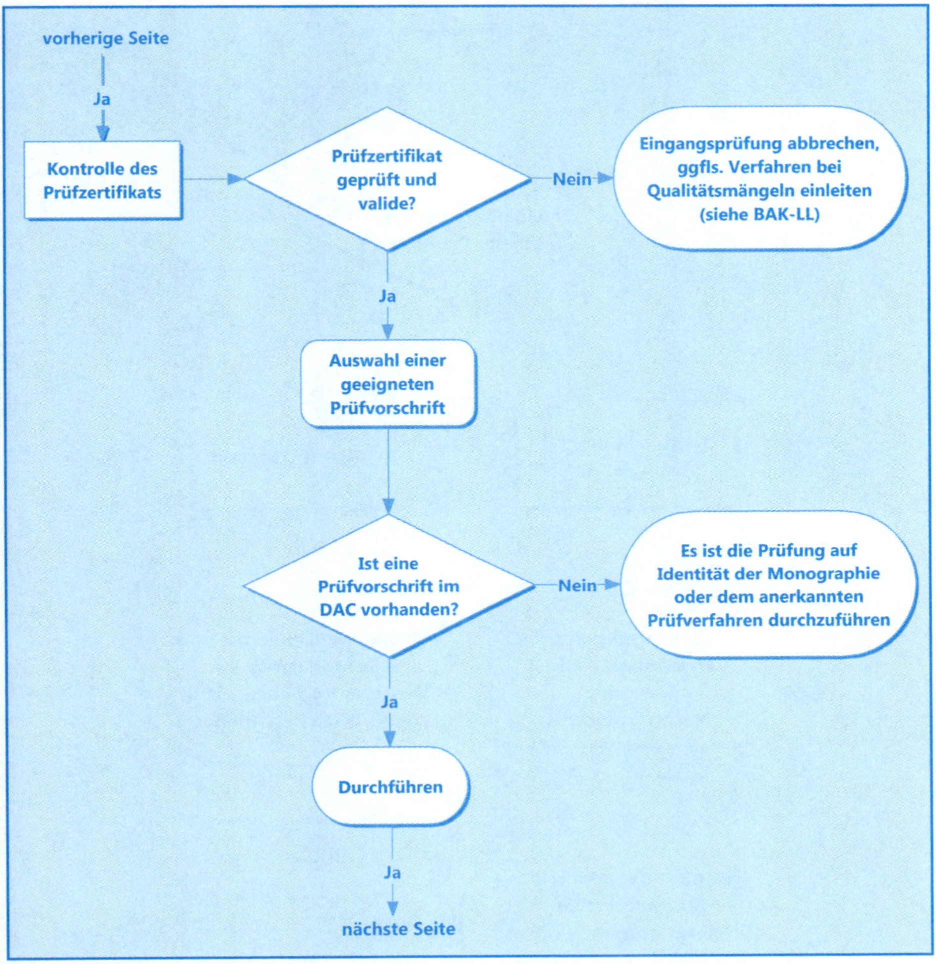
vorherige Seite
Ja
Kontrolle des Prüfzertifikats
Prüfzertifikat geprüft und valide?
Nein
Eingangsprüfung abbrechen, ggfls. Verfahren bei Qualitätsmängeln einleiten (siehe BAK-LL)
Ja
Auswahl einer geeigneten Prüfvorschrift
Ist eine Prüfvorschrift im DAC vorhanden?
Nein
Es ist die Prüfung auf Identität der Monographie oder dem anerkannten Prüfverfahren durchzuführen
Ja
Durchführen
Ja
nächste Seite

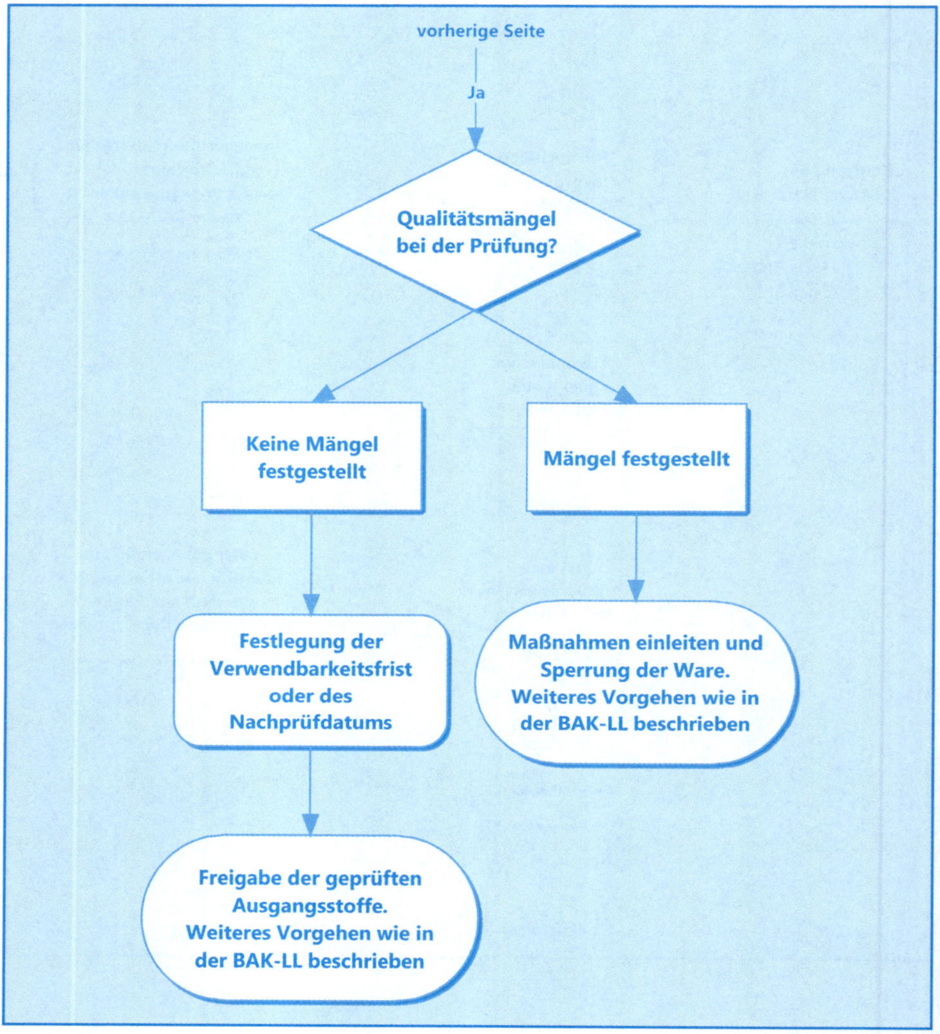

Literatur: Arbeitsgruppe Arzneimittel, Apotheken-, Transfusions- und Betäubungsmittelwesen (AATB), Stellungnahme vom 27. Februar 2014 zur Umsetzung der Apothekenbetriebsordnung (ApBetrO) unter Berücksichtigung der durch die 4. Verordnung zur Änderung der ApBetrO vorgenommenen Änderungen, Fragen und Antworten, 36. Frage zu § 11 Absatz 1 ApBetrO, www.pharmazeutische-zeitung.de/fileadmin/pdf/FAQ-ApBetrO-allgemein.pdf. Lesedatum: 25.09.2019 • Diedrich, R., Prüfzertifikat-Inspektion – worauf beim Beurteilen von Zertifikaten zu achten ist, PZ Prisma 22 (2015) 129–136

Bedenkliche Stoffe und Arzneimittel

Apotheker sind nach § 5 AMG verpflichtet, die Herstellung bedenklicher Arzneimittel abzulehnen, obwohl sie nach § 17 Abs. 4 ApBetrO ärztliche Verschreibungen in angemessener Zeit auszuführen haben. Die höherrangige Norm hat hier Vorrang vor dem Verordnungsrecht. Die folgenden Stoffe in der von der Arzneimittelkommission der Deutschen Apotheker (AMK) geführten Liste gelten zurzeit in Rezepturarzneimitteln unter den genannten Bedingungen als bedenklich und solche Arzneimittel dürfen nicht hergestellt werden. Die Liste kann isoliert zu Missverständnissen führen und sollte deshalb unbedingt im Kontext mit der ursprünglichen Publikation gesehen werden: AMK-Nachrichten, Bedenkliche Rezepturarzneimittel, Pharm. Ztg. 163/Heft 23 (2018) 93–97. Siehe auch Abschnitt I.5.2.1. des DAC/NRF.

AMK-Empfehlungen zur Beurteilung von Rezepturarzneimitteln (AMK-Liste, Stand 5/2018)

- Eine Grundvoraussetzung für die Anfertigung einer Rezeptur ist die pharmazeutische Qualität der Ausgangsstoffe und des Endprodukts. Kann diese nicht sichergestellt werden, darf das Arzneimittel nicht angefertigt und nicht abgegeben werden. Ist weder eine Prüfanweisung noch ein Prüfzertifikat verfügbar oder kann die ordnungsgemäße Qualität des Ausgangsstoffes entsprechend § 11 ApBetrO nicht nachgewiesen werden, müssen Apotheker und verschreibender Arzt Nutzen und Risiken unter Berücksichtigung der pharmazeutischen Qualität und der vorgesehenen Indikation gegeneinander abwägen (Ph. Eur. 7.5/2034). Ist die Nutzen-Risiko-Abwägung negativ, darf die Rezeptur nicht hergestellt werden, denn § 8 Absatz 1 AMG verbietet es „Arzneimittel ... herzustellen oder in den Verkehr zu bringen, die durch Abweichung von den anerkannten pharmazeutischen Regeln in ihrer Qualität nicht unerheblich gemindert sind ...".
- Liegt eine veröffentlichte Stellungnahme einer Zulassungsbehörde vor, die das fragliche Rezepturarzneimittel als bedenklich einstuft, darf das Arzneimittel nicht angefertigt und nicht abgegeben werden.
- Die Zulassungen von Fertigarzneimitteln mit einem bestimmten Wirkstoff wurden widerrufen oder ruhen auf Grund ungeklärter Risiken, sind also nicht verkehrsfähig: Das Arzneimittel darf weder als Rezeptur- noch als Defekturarzneimittel angefertigt oder abgegeben werden.
- Vorbehalte wegen Daten zu Risiken in der Literatur oder wegen unzureichender Daten (Stoff, Stoffkombination, Dosierung, Konzentration, vorgesehene Indikation):
  - Rezepturen dieser Art können nur Mittel der ferneren Wahl sein. Die AMK rät von der Abgabe ohne ärztliche Verschreibung und der defekturmäßigen Herstellung dringend ab.

- Die Apotheke soll sich beim Arzt über die Hintergründe der Verordnung informieren und ihm ihre Vorbehalte möglichst anhand der vorhandenen Literatur erläutern.
- Apotheker und Arzt sollten anhand der Literaturdaten gemeinsam den zu erwartenden Nutzen und die möglichen Risiken für den individuellen Patienten bewerten; Therapiealternativen sollen erwogen werden. Wenn einer der Beteiligten (Apotheker/Arzt) das Risiko größer einschätzt als den Nutzen, soll die Rezeptur nicht angefertigt werden. Die Apotheke sollte die Ergebnisse der Nutzen-Risiko-Bewertung in jedem Fall dokumentieren.

Bedenkliche Stoffe/Rezepturen, deren Abgabe verboten ist
(AMK-Liste, Stand 5/2018)

- **Amine, aliphatische:** unvermeidliche Nitrosamin-Bildung [Pharm. Ztg. 132 (1987), Seite 2375]
- **Amygdalin:** siehe Mandelonitril
- **Aristolochiasäure-haltige Drogen:** alle Drogen der Gattungen Aristolochia und Asarum, ausgenommen Homöopathika ab D10; kanzerogen (multiple Karzinome) [Zulassungswiderruf: Pharm. Ztg. 126 (1981), Seite 1373-1374 und 155 (2010), Seite 102]
- **Arnikablüten:** zum Einnehmen, ausgenommen Homöopathika ab D4; Dyspnoe, Tachykardie und Kollaps, Gastroenteritis [z. B. in Lindequist, U. et al., Biogene Gifte, WVG Stuttgart, 3. Auflage 2010]
- **Bärenklau:** ausgenommen Homöopathika; stark phototoxisch (Furocumarine) [z. B. in Lindequist, U. et al., Biogene Gifte, WVG Stuttgart, 3. Aufl. 2010]
- **Benzol:** ausgenommen Homöopathika ab D6; myelotoxisch, kanzerogen [Whysner, J. et al.: Genotoxicity of benzene and its metabolites. Mutat. Res. 566 (2004) 99-130]
- **Borsäure sowie deren Ester und Salze**: ausgenommen Heilwässer und Puffer in Augentropfen, ausgenommen Homöopathika ab D4; mangelhafte Wirksamkeit, resorptive Vergiftungen [Zulassungswiderruf: Pharm. Ztg. 144 (1999), Seite 3834; Besonderheitenliste des BfArM (Version 1-12, März 2016)]
- **Bromide auch in Kombination:** als Sedativum; kumulative Anreicherung von Bromiden [Information des BfArM: Pharm. Ztg. 141 (1996), Seite 4839]
- **Bufexamac:** häufige Kontaktallergien [Zulassungswiderruf: Pharm. Ztg. 155 (2010), Seite 119]
- **Calomel:** siehe Quecksilber(I)-chlorid
- **Cäsiumsalze:** in der alternativen Krebstherapie; lebensbedrohliche Arrhythmien [WHO Drug Information 23 (2009), Seite 290]
- **Chelidonii herba, radix, Chelidonin**: siehe Schöllkraut

- **Chloroform:** hepato-, nephrotoxisch, kanzerogen [Pharm. Ztg. 126 (1981), Seite 2616]
- **Chrom(VI)-Verbindungen:** kanzerogen [Pharm. Ztg. 144 (1999), Seite 800
- **Chrysanthemum vulgare:** siehe Rainfarn
- **Crotonöl (Oleum Tiglii):** stark hautreizend, kokarzinogen (enthält Phorbolester) [z. B. Glaeser, S., Hecker, E.; Planta Med. 57, Suppl. 2 (1991); Teuscher, E. et al.; Biogene Gifte, Gustav Fischer, Stuttgart, 2. Aufl. 1994]
- **Diethanolamin:** siehe Amine, aliphatische
- **Epinephrin und seine Salze:** hochkonzentriert (> 1 ‰) zur Blutstillung im Dentalbereich; systemische kardiovaskuläre Reaktionen [Zulassungswiderruf: Bundesgesundheitsblatt 30 (1987), Seite 154]
- **Färberginsterkraut:** toxische Chinolizidinalkaloide: Atemlähmung, Kreislaufversagen [Blaschek, W. et al. (Hrsg.); Hagers Enzyklopädie Band 7, Seite 879 ff., WVG Stuttgart, 6. Auflage 2007]
- **Formaldehyd/Paraformaldehyd:** in Gynäkologika, in zahnärztlichen Arzneimitteln in Konzentrationen über 0,05 %, in Konzentrationen über 0,2 % in anderen Arzneimitteln, ausgenommen als Wirkstoff in Warzenmitteln; schwere allergische Reaktionen, Kontaktekzeme, Haut- und Schleimhautschäden, kanzerogen [Stufenplan: Pharm. Ztg. 131 (1986), Seite 290; Besonderheitenliste des BfArM (Version 1-12, März 2016)]
- **Furfurol:** kanzerogen [AMK-Nachricht: Pharm. Ztg. 142 (1997), Seite 3088]
- **Genistae tinctoriae herba:** siehe Färbergingsterkraut
- **Germanium-Verbindungen:** ausgenommen Homöopathika ab D4; nephrotoxisch, myotoxisch, neurotoxisch [AMK-Nachricht: Pharm. Ztg. 144 (1999), Seite 3495]
- **Heracleum-Arten:** siehe Bärenklau
- **Hydrargyrum chloratum:** siehe Quecksilber(I)-chlorid
- **Hydrargyrum oxydatum:** siehe Quecksilber(II)-oxid
- **Hydrazin:** Krampfgift, kanzerogen, neurotoxisch, hepatotoxisch, pneumotoxisch [Hainer, M. I. et al.: Fatal hepatorenal failure associated with hydrazine sulfate. Ann. Intern. Med. 133 (2000) 877-880]
- **Immergrünkraut:** ausgenommen Homöopathika ab D2; Verdacht auf Blutbildschäden bei nicht belegter Wirksamkeit [Zulassungswiderruf: Pharm. Ztg. 132 (1987), Seite 1826]
- **Jaborandiblätter:** ausgenommen Homöopathika ab D3; nicht steuerbare parasympathomimetische Wirkung durch Pilocarpin (Vergiftungen) [z. B. in Lindequist, U. et al., Biogene Gifte, WVG Stuttgart, 3. Aufl. 2010]
- **Juniperus sabinae:** siehe Sadebaumspitzen
- **Krappwurzel:** ausgenommen Homöopathika; kanzerogen [Zulassungswiderruf: Pharm. Ztg. 138 (1993), Seite 834]

- **Laetrile:** siehe Mandelonitril
- **Mandelonitril und Mandelonitril-Glykoside (auch Bittermandelwasser DAB 6):** Risiko von Cyanidintoxikationen bei mangelnder Wirksamkeit [Pharm. Ztg. 123 (1978), Seite 1537 und Bulletin Arzneimittelsicherheit 3 (2014) 7-13]
- **Naphthalin:** ausgenommen Homöopathika ab D4; hämolytische Anämie, Methämoglobinbildung, tödliche Vergiftungen bei Kindern durch Inhalation und topische Anwendung [NTP: Naphthalene. Rep. Carcinog. 12 (2011) 276-278]
- **2-Naphthol:** auch äußerlich; nephrotoxisch [Orjuela, M. A. et al.; Cancer Epidemiol. Biomarkers Prev. 21, 7 (2012) 1191–1202]
- **Paraformaldehyd:** siehe Formaldehyd
- **Petroleum:** zum Einnehmen, ausgenommen Homöopathika ab D4; narkotische Wirkung, Reizung von Haut und Schleimhaut [Pharm. Ztg. 147 (2002), Seite 4702]
- **Phenacetin:** als Wirkstoff; nephrotoxisch [Pharm. Ztg. 142 (1997), Seite 1882]
- **Phenol:** als Wirkstoff; zur Anwendung auf Haut und Mundschleimhaut, ausgenommen Spezialanwendungen, bei denen Phenol jeweils nur einmal bzw. in geringer Menge angewandt wird (Sklerosierung, Peeling, Nagelextraktion), ausgenommen Homöopathika; Methämoglobinbildung, Krampfgift, Reizung von Haut und Schleimhäuten [Negativmonographie, Pharm. Ztg. 143 (1997), Seite 4103 und 4386]
- **Pilocarpus:** siehe Jaborandiblätter
- **Pyrrolizidinalkaloid-haltige Drogen:** Alkanna, Anchusa, Borago, Brachyglottis, Cineraria, Cynoglossi herba, Erechthites, Eupatorium außer E. perfoliatum, Heliotropium, Lithospermum, Petasitidis folium, Senecionis herba, Tussilago farfara sowie folgende Drogen, wenn nicht sichergestellt ist, dass die Grenzwerte für Pyrrolizidinalkaloide mit 1,2-ungesättigtem Necingerüst eingehalten werden: Farfarae folium: 1 µg/Tagesdosis (innerlich), Symphyti herba/folium/radix: 100 µg/Tagesdosis (nur äußerlich), Petasitidis rhizoma: 1 µg/Tagesdosis (innerlich); hepatotoxisch, kanzerogen [Zulassungswiderruf: Pharm. Ztg. 137 (1992), Seite 1964 und 2470; Stufenplanmaßnahme: Pharm. Ztg. 146 (2001), Seite 2390]
- **Quecksilber(I)-chlorid:** ausgenommen Homöopathika ab D4; mutagen, teratogen, nephrotoxisch, neurotoxisch [Negativmonographie, Pharm. Ztg. 142 (1997), Seite 4558]
- **Quecksilber(II)-oxid:** ausgenommen Homöopathika ab D4; mutagen, teratogen, nephrotoxisch, neurotoxisch [Negativmonographie, Pharm. Ztg. 142 (1997), Seite 4558]
- **Rainfarnkraut, Rainfarnblüten, Rainfarnöl:** zum Einnehmen, ausgenommen Homöopathika; stark neurotoxisch durch Thujon, nicht belegte Wirksamkeit [Negativmonographie: BAnz Nr. 122 vom 6. Juli 1988]
- **Rubia tinctorum radix:** siehe Krappwurzel

- **Sadebaumspitzen:** ausgenommen zur externen Anwendung, ausgenommen Homöopathika ab D4; schwere Vergiftungen nach Einnahme als Abortivum [z. B. in Lindequist, U. et al., Biogene Gifte, WVG Stuttgart, 3. Aufl. 2010]
- **Schlankheitsrezepturen:** mit mehreren stark wirksamen Bestandteilen wie Appetitzügler, Diuretika, Schilddrüsenhormone oder Antidiabetika; unkalkulierbare Effekte, Todesfälle durch derartige Rezepturen [Pharm. Ztg. 140 (1995), Seite 3032]
- **Schöllkraut:** wenn eine Tageshöchstdosis von 2,5 mg Gesamtalkaloiden, berechnet als Chelidonin, nicht gewährleistet ist; hepatoxisch [Zulassungswiderruf: Pharm. Ztg. Nr. 16 (2008), Seite 133–134]
- **Triethanolamin (Trolamin):** ausgenommen zur äußerlichen Anwendung ≤ 2,5 Gew.-%; unvermeidliche Nitrosamin-Bildung [Stufenplan: Pharm. Ztg. 132 (1987), Seite 2375; Besonderheitenliste des BfArM (Version 1-12, März 2016)]
- **Vinca minoris herba:** siehe Immergrünkraut
- **Vitamin B17:** siehe Mandelonitril

Spagyrische Zubereitungen sind generell nicht als bedenklich anzusehen, da die Drogen bei der Herstellung nach den Vorschriften 25 und 26 des HAB verascht werden.

Dosierung der Wirkstoffe zur Lokalanwendung:

Normkonzentrationen, pädiatrische Konzentrationen und Obere Richtkonzentrationen der Dermatikawirkstoffe

Diese Tabelle gibt die therapeutisch üblichen Konzentrationen lokal applizierter Wirkstoffe an. Eingeschlossen sind die Haut- und Mundschleimhautbehandlung sowie Anwendungen im Vaginal- und Analbereich. Es wird zwischen Normkonzentrationen im Erwachsenenalter und pädiatrisch relevanten Altersgruppen differenziert. Die für die dermatologische Anwendung für einzelne Wirkstoffe definierten oberen Richtkonzentrationen sind der entsprechenden Spalte zu entnehmen. Tabelliert sind in der Regel Anwendungskonzentrationen. Bei Konzentraten zur Bereitung von Bädern oder Spülungen ist das zu berücksichtigen. Die Übersicht dient der Orientierung zur Plausibilitätsprüfung. Die Konzentration wird vom Arzt festgelegt und muss das Anwendungsgebiet, die Lokalisation und Schwere der Erkrankung, Dauer der Behandlung und Vertretbarkeit in bestimmten Altersgruppen berücksichtigen.

Wirkstoff	Obere Richtkonzentration [%]	therapeutische Konzentration [%]
Albendazol	–	10
Alfatradiol	–	0,015–0,025
Aluminiumchlorid-Hexahydrat	–	10–30
5-Aminolevulinsäurehydrochlorid	–	10–20
Ammoniumbituminosulfonat	–	5–50
Benzocain	–	5–10
Benzoylperoxid	–	2,5–10
Benzydaminhydrochlorid		
Mund	–	0,15–0,3 (Anwendung konzentration)
Haut	–	2–3
Betamethasondipropionat	0,1	0,05–0,1
Betamethasonvalerat	0,15	0,025–0,15
Bifonazol	–	1
Bismutgallat/Bismutnitrat, basisches	–	10
D-**C**ampher/Racemischer Campher	–	1–20
Capsaicinoide (auch in Cayennepfeffer-extrakten)		0,02–1
Erstverordnung zu Therapiebeginn	0,05	
im Verlauf der Behandlung	1	

Obere Richtkonzentration: Auf Wunsch und in Abstimmung mit der Kommission Magistrale Rezepturen der Deutschen Dermatologischen Gesellschaft für ausgewählte Dermatikawirkstoffe festgelegt (s. DAC/NRF, Tab. I.6.-1 in Abschnitt I.6.1.2.), deren Überdosierung ein gesundheitliches Risiko für den Patienten sein kann; die therapeutisch begründete Überschreitung soll durch den Arzt auf der Verordnung durch ein Ausrufezeichen kenntlich gemacht werden

TIX: Therapeutischer Index; Wirkung-zu-Nebenwirkung-Verhältnis bei Externglucocorticoiden; je größer der TIX, desto geringer die Nebenwirkungen im Vergleich zur Wirkung

KOF: Körperoberfläche

therapeutische Konzentration Pädiatrie [%]	besondere Hinweise
–	
–	Pädiatrie: nicht empfohlen
10–30	15-prozentig bei axillärer Hyperhidrose, 30-prozentig bei Hyperhidrose der Handflächen und Fußsohlen
–	Pädiatrie: nicht empfohlen
5–20	Pädiatrie: bei mildem Ekzem, jedoch kaum noch gebräuchlich
–	allergene Potenz (Austausch, z. B. Lidocain/Lidocainhydrochlorid-Monohydrat), Pädiatrie: nicht bei Kindern < 2 Jahren
2,5–5	
–	Pädiatrie: nicht empfohlen
–	
0,05	Pädiatrie: nicht mehr empfehlenswert, da TIX < 2
0,025–0,1	Pädiatrie: nicht mehr empfehlenswert, da TIX < 2
1	
–	Pädiatrie: nicht empfohlen
–	Pädiatrie: nicht bei Säuglingen und Kleinkindern
–	

Wirkstoff	Obere Richtkonzentration [%]	therapeutische Konzentration [%]
Chinolinolsulfat-Kaliumsulfat/ Chinolinolsulfat-Monohydrat	–	0,1–1
Chloramphenicol	–	0,25–1
Chlorhexidindiacetat/Chlorhexidindigluconat		
Haut	–	0,1–2
Mund	–	0,1–0,2 (Anwendungskonzentration)
Chlortetracyclinhydrochlorid	–	1–3
Ciclopirox-Olamin	–	1
Ciclosporin	–	1–2,5
Clindamycinhydrochlorid/ Clindamycin-2-dihydrogenphosphat	–	1–2
Clioquinol		0,5–2
kleinflächig	2	
Clobetasolpropionat	0,05	0,05
Clotrimazol	–	1–2
Dexamethason/Dexamethasonacetat	0,1	0,01–0,1
Dexpanthenol	–	2–5
Diclofenac-Natrium	–	1–5
Diltiazemhydrochlorid	–	1–2
Dimethylsulfoxid	–	15–100
Diphenylcyclopropenon/Diphencypron		0,001–2
zur Sensibilisierung durch den Arzt	2	
Erstanwendung nach Sensibilisierung; ggf. durch den Patienten	0,001	
therapeutische Weiterbehandlung; ggf. durch den Patienten	1	
Dithranol		0,05–3
Erstverordnung zu Therapiebeginn	0,1	
im Verlauf der Behandlung	3	
Eosin-Dinatrium	–	0,5–2
Erythromycin	–	0,5–4
17-α-Estradiol (s. Alfatradiol)		
17-β-Estradiol (s. Estradiol-Hemihydrat)		
Estradiol-Hemihydrat/Estradiolbenzoat/ Estradiolvalerat		0,005–0,015
zur Behandlung der Kopfhaut bei erwachsenen Frauen	0,05	
zur äußerlichen Behandlung im weiblichen Genitalbereich	0,01	
Estriol	0,1	0,05–0,1
Ethacridinlactat-Monohydrat	–	0,025–2,5
Fluocinolonacetonid	0,025	0,025

therapeutische Konzentration Pädiatrie [%]	besondere Hinweise
–	Pädiatrie: nicht empfohlen
–	als Reserveantibiotikum nur im Ausnahmefall bei strenger Indikationsstellung/Pädiatrie: Vermeidung topischer Antibiotika
0,5–2 0,1–0,2 (Anwendungs-konzentration)	
–	Vermeidung topischer Antibiotika
1	Pädiatrie: bei Säuglingen und Kleinkindern nur nach strenger Indikationsstellung
–	Haftpasten beim Lichen planus mucosae
–	Vermeidung topischer Antibiotika
–	Pädiatrie: nicht empfohlen (Resorptionsgefahr – Neurotoxizität)/nur kleinflächig
0,05	Pädiatrie: nicht mehr empfehlenswert, da TIX < 2
1	
0,01–0,05	Pädiatrie: nicht mehr empfehlenswert
5	
–	
–	
–	
0,001–2	initiale Anwendung nur durch den Arzt nach strenger Indikationsstellung/Pädiatrie: Alopecia areata bei Jugendlichen (ab 15 Jahren)
0,01–3	Pädiatrie: Einschränkung nach KOF (10 %) und Anwendungsdauer (nicht bei Säuglingen, 4 Wochen bei Kindern ab 1 Jahr)/Dosissteigerung
0,5–2	
–	Vermeidung topischer Antibiotika
–	Pädiatrie: nicht empfohlen
–	Pädiatrie: nicht empfohlen
–	Pädiatrie: nicht empfohlen
–	Pädiatrie: nicht mehr empfehlenswert, da TIX < 2

Wirkstoff	Obere Richtkonzentration [%]	therapeutische Konzentration [%]
Fusidinsäure/Natriumfusidat	–	1–2
Gentamicinsulfat	0,2	0,15–0,2 (etwa 100000 I.E./100 g
Glycerol/Glycerol 85 %	–	5–15
Glyceroltrinitrat Raynaud-Syndrom	–	0,2–0,4 2
Glycolsäure	–	5–70
Griseofulvin	–	5
Harnstoff	–	3–40
Hydrochinon	3	1,5–3
Hydrocortison/Hydrocortisonacetat	–	0,25–1
Hydrocortisonbutyrat	–	0,1
Iod	–	0,3–5
Isosorbiddinitrat Raynaud-Syndrom	–	1 2–10
Kaliumpermanganat (gebrauchsfertige Lösung)	0,001	0,0005–0,001
Ketoconazol	–	1–2
Lauromacrogol 400	–	0,5–10
Lidocain/Lidocainhydrochlorid-Monohydrat	–	0,5–10
Menthol	–	0,1–5
Methoxsalen	0,005	0,0006–0,005
Methylrosaniliniumchlorid großflächig auf stark geschädigter Haut kleinflächig	 0,1 0,5	0,1–0,5
Methylsalicylat	–	4–50
Metronidazol	3	0,5–3
Miconazol/Miconazolnitrat	–	1–2
Milchsäure	–	5–10
Minoxidil	5	2–5
Mometasonfuroat	0,1	0,1
Mupirocin-Calcium (Dihydrat)	–	2 (Mupirocin)

therapeutische Konzentration Pädiatrie [%]	besondere Hinweise
–	Vermeidung topischer Antibiotika
–	Vermeidung topischer Antibiotika/Reserveantibiotikum für systemische Anwendung
5–15 %	oft in Kombination mit Harnstoff; Pädiatrie: bei Kleinkindern als Ersatz für Harnstoff
2	Pädiatrie: nur beim Raynaud-Syndrom
–	Pädiatrie: nicht empfohlen
–	Pädiatrie: nicht empfohlen
3–10	hoch konzentriert zur Keratolyse; Pädiatrie: nicht bei Kindern < 2 Jahre
–	kleinflächig im Einzelfall bis 5 %/Pädiatrie: nicht empfohlen
0,25–1	Pädiatrie: nicht mehr empfehlenswert, da TIX < 2
0,1	Pädiatrie: ausschleichende Behandlung durch Reduzierung/TIX 2,0
–	Pädiatrie: nicht empfohlen
2–10	Pädiatrie: nur beim Raynaud-Syndrom (kleinflächig)
0,0005–0,001	Verdünnung aus 1-prozentigem Konzentrat für Bäder und Umschläge
0,5–2	Pädiatrie: **Cave** irritierend, insbesondere im Gesicht
3–10	bis 3 % zur Mundspülung (Anwendungskonzentration); Badekonzentrate zur Verdünnung können höher konzentriert sein/Pädiatrie: entbehrlich
0,5–3	Pädiatrie: begrenzte KOF und Einwirkzeit
0,1–1	Pädiatrie: nicht bei Säuglingen und Kleinkindern
–	Badekonzentrate zur Verdünnung können höher konzentriert sein/Pädiatrie: nicht empfohlen
0,1–0,5	Pädiatrie: Säuglinge im Windelbereich und Kleinkinder maximal 0,1 %
–	Pädiatrie: nicht empfohlen
–	Vermeidung topischer Antibiotika
1–2	
3–10	kleinflächig zur Keratolyse bei pH ≤ 3, u. a. zum Peeling als Rinse-off-Anwendung; großflächig nur bei Teilneutralisation, als lipophile und hydrophile Creme; Pädiatrie: Ichthyosen/**Cave** Hautreizung im stärker Sauren
–	Pädiatrie: nicht empfohlen
0,1	Pädiatrie: nicht bei Kindern < 2 Jahre/Einschränkung nach KOF (10 %) und Anwendungsdauer (3 Wochen)/TIX 2,0
2 (Mupirocin)	Anwendung vorbehalten für MRSA-Eradikationstherapie

Wirkstoff	Obere Richtkonzentration [%]	therapeutische Konzentration [%]
Natriumchlorid	–	3–23
Natriumfusidat (s. Fusidinsäure)		
Natriumhypochlorit Haut Zahn	 – –	 0,025–0,5 bis 5
Natriumlactat	–	5
Neomycinsulfat	–	etwa 0,5 (350000 I.E./100 g)
Nifedipin	–	0,2
Nystatin	–	etwa 1–2 (5–10 Mio. I.E./100 g)
Octenidindihydrochlorid	–	0,1–0,2
Oxytetracyclinhydrochlorid	–	1–3
Permethrin (25:75)	–	0,5–5
Phenol	–	etwa 90
Podophyllin/Podophyllumharz	15	5–15
Polidocanol 600 (s. Lauromacrogol 400)		
Polihexanid	–	0,04–0,1
Povidon-Iod	–	1–10
Prednicarbat	–	0,25
Prednisolon/Prednisolonacetat	–	0,25–0,5
Progesteron	–	1–3
Salicylsäure großflächig	 3	1–60
Schwefel	–	4–10
Selendisulfid	–	2,5
Silbernitrat	–	0,5–65
Steinkohlenteer	10	1–20
Steinkohlenteerlösung (LCD)/ Steinkohlenteerspiritus	20	1–20
Tannin	–	0,5–20
Testosteron/Testosteronpropionat	2	1–2
Tetracain/Tetracainhydrochlorid	–	0,5–1

therapeutische Konzentration Pädiatrie [%]	besondere Hinweise
0,5–1	als Feuchthaltefaktor bis 10 %
– –	
5	Moisturizer/ggf. in Kombination mit Milchsäure
–	Vermeidung topischer Antibiotika/toxische und allergene Wirkung und mögliche Resistenzentwicklung
–	
etwa 1–2 (5–10 Mio. I.E./100 g)	
0,1	Pädiatrie: nicht unter Okklusion und im intertriginösen Bereich
–	Vermeidung topischer Antibiotika
0,5–5	Pädiatrie: Scabies: Neugeborene und Säuglinge bis 2 Monate 2,5 %
–	nur punktuell durch den Arzt zur Nagelfalzkaustik nach Nutzen-Risiko-Beurteilung/Pädiatrie: nicht empfohlen
–	Pädiatrie: nicht empfohlen
0,04–0,1	
1–10	Pädiatrie: nicht bei Säuglingen < 6 Monate bzw. nur nach strenger Indikationsstellung/zur kleinflächigen Anwendung.
0,08–0,25	Pädiatrie: bei Säuglingen von 1–5 Monate 0,08 %, bei Säuglingen von 6–11 Monate 0,15 %, bei älteren Kindern 0,25%, ausschleichende Behandlung durch Reduzierung/TIX 2,0
0,25–0,5	Pädiatrie: nicht mehr empfehlenswert, da TIX < 2
–	ggf. höhere Konzentrationen in Vaginalia
1–3	kleinflächig hoch konzentriert zur Warzenbehandlung; Pädiatrie: nicht bei Säuglingen.
–	Pädiatrie: nicht empfohlen
–	
0,5–10	meist 1-prozentig in halbfesten Zubereitungen; auf Schleimhäuten normalerweise nur durch den Arzt; konzentriert nur punktuell als Ätzmittel
–	Pädiatrie: nicht empfohlen
–	kleinflächig als Pinselung auch unverdünnt/Pädiatrie: nicht empfohlen
0,4–1	häufig durch synthetische Gerbstoffe oder selbst frisch zubereiteten Schwarztee-Sud ersetzt
–	Pädiatrie: nicht empfohlen
–	

Wirkstoff	Obere Richtkonzentration [%]	therapeutische Konzentration [%]
Tetracyclinhydrochlorid		
Haut	–	1–3
Mund	–	5 (Anwendungskonzentration)
Tosylchloramid-Natrium	–	0,1–5
Tranexamsäure	–	5
Tretinoin	0,1	0,025–0,1
Triamcinolonacetonid	0,2	0,025–0,1
Trichloressigsäure	–	10 bis etwa 70
Triclosan	3	1–3
Uridin	–	10
Wasserstoffperoxid		
Haut	–	0,3–3
Zahn	–	bis 10
Zinkchlorid	–	0,1–1
Zinkoxid	–	bis 50
Zinksulfat-Heptahydrat	–	0,1–1

therapeutische Konzentration Pädiatrie [%]	besondere Hinweise
	Vermeidung topischer Antibiotika
–	
–	
–	
–	Blutstillung auf Schleimhäuten
0,025–0,1	Pädiatrie: Acne, Acanthosis nigricans/ Maßnahmen zur Kontrazeption bei Frauen im gebährfähigen Alter
0,025–0,1	Pädiatrie: nicht mehr empfehlenswert, da TIX < 2
–	prozentuale Konzentrationsangaben über 65 % sind meist als Gramm pro 100 mL gemeint; nur durch den Arzt
–	Pädiatrie: nicht empfohlen
–	Pädiatrie: nicht empfohlen
–	
–	
–	bis 50 % als Ätzmittel
bis 50	
–	

Literatur: Höger, P. H., Kinderdermatologie – Differentialdiagnostik und Therapie bei Kindern und Jugendlichen, 4. aktualisierte und erweiterte Auflage, Schattauer Verlag, Stuttgart, New York 2022 • Haffner, F., Schultz, O.-E., Schmid, W., Braun, R., Normdosen gebräuchlicher Arzneistoffe und Drogen, 28., aktualisierte und erweiterte Auflage, Wissenschaftliche Verlagsgesellschaft, Stuttgart 2023 • Probst, W., Vasel-Biergans, A., Wundmanagement, 2. Auflage, Wissenschaftliche Verlagsgesellschaft mbH Stuttgart 2010 • Altmeyer, P., Altmeyers Enzyklopädie, www.enzyklopaedie-dermatologie.de • Niedner, R., Ziegenmeyer, J. (Hrsg.), Dermatika, Wissenschaftliche Verlagsgesellschaft, Stuttgart 1992 • Zesch, A., Externa – Galenik. Wirkungen. Anwendungen, Springer Verlag, Berlin, Heidelberg, New York, London, Paris, Tokyo 1988 • Garbe, C., Reimann, H., Dermatologische Rezepturen, 3. Auflage, Georg Thieme Verlag in Kooperation mit Govi-Verlag, Stuttgart 2017

Wirkstoffprofile

Diese Tabelle mit zahleichen rezepturrelevanten **Wirkstoffen** gibt Anhaltspunkte für nicht standardisierte Rezepturarzneimittel zur Lokalbehandlung der Haut und Kopfhaut sowie der Schleimhaut im Mund-Rachen-, Vaginal- und Analbereich. Sie ersetzt keinesfalls die für Apotheken relevante Fachliteratur zu rezepturspezifischen Fragen. Die Sternchenmarkierung (*) bei der Wirkstoffbezeichnung verweist auf mikrofein gepulvert erhältliche Rezeptursubstanz im Hinblick auf höhere Lösungsgeschwindigkeit und bessere Verteilung bei der Verarbeitung.

Die **chemische Verbindungsklasse** lässt über Ladungszustand und Struktur gewisse Rückschlüsse auf Inkompatibilitäten und möglicherweise unzulässig eingeschränkte Wirkung zu. Dies darf aber nicht überinterpretiert werden: Die Markierung ist nicht vollständig, sondern auf potenziell rezepturrelevante Fälle beschränkt.

Der **rezeptierbare pH-Bereich** lässt eine relativ stabile wasserhaltige Zubereitung zumindest über einen begrenzten Zeitraum erwarten. Hierbei sind Änderungen im Ladungszustand infolge einer starken pH-Verschiebung gemäß den spezifischen pK_a-Werten der Wirkstoff-Säuren und -Basen zu berücksichtigen. Der rezeptierbare pH-Bereich kann auch dadurch begrenzt sein, dass die z. B. antimikrobielle oder keratolytische Lokalwirkung oder die Hautpenetration infolge Salzbildung eingeschränkt

Wirkstoff	chemische Verbindungsklasse	rezeptierbarer pH-Bereich
Albendazol	N	3,5–7
Alfatradiol	N	–
Aluminiumchlorid-Hexahydrat	K	≤ 4
5-Aminolevulinsäurehydrochlorid	K	< 3
Ammoniumbituminosulfonat	A	3–10
Benzocain	E	4–5
Benzoylperoxid	N	4–6
Benzydaminhydrochlorid	K	4,5–6,5
Betamethasondipropionat*	E	2–8
Betamethasonvalerat*	E	2–5
Bifonazol	B	2–10
Bismutgallat/Bismutnitrat, basisches	N	6–10
D-**C**ampher/Racemischer Campher	N	2–10
Capsaicinoide (auch in Cayennepfefferextrakten)	N	–

ist, dass infolge Ladungsverlustes gelöster Wirkstoff ausfällt (Chlorhexidin) oder aufgrund erhöhter Löslichkeit durch Salzbildung die Zersetzung zunimmt (Benzocain).

Der **antimikrobielle Schutz** der Zubereitung durch den Wirkstoff bezieht sich auf die therapeutisch relevante Konzentration, s. Seite 14. Diese Angabe erleichtert die Entscheidung, ob für den vorgesehenen Anwendungszeitraum ein Konservierungsmittel ergänzt werden muss.

Die **genannten NRF-Vorschriften und -Stammzubereitungen** beziehen sich auf die Lokalbehandlung und können ein Vorschlag für Alternativen zur ad hoc verschriebenen Individualrezeptur sein. Sie geben u. U. weitere spezifische Informationen zum Wirkstoff.

A = Anion **B** = Base **E** = Ester **K** = Kation
N = Neutralverbindung (Ladung) **P** = Phenol **S** = Säure

Ausführliche Informationen zu den hier gelisteten und vielen weiteren Wirkstoffen in den DAC/NRF-Rezepturhinweisen auf www.dac-nrf.de.

Anmerkungen	antimikrobieller Schutz	DAC/NRF
schwache Säure, schwache Base, praktisch wasserunlöslich	nein	–
Phenol, galenisch jedoch nicht relevant	nein	–
Wirkung pH-abhängig	ja	11.1./11.24./11.132.
auch Säure bzw. Zwitterion	nein	–
	ja	11.2./11.4./11.12./11.108./25.6.
Base, galenisch jedoch wenig relevant	nein	–
	ja	–
schlechte Verträglichkeit bei niedrigem pH, Ausfällung bei pH-Erhöhung	nein	7.15.
	nein	–
	nein	7.11./11.37./11.47.
schlecht wasserlösliche schwache Base	nein	–
	nein	11.112.
	nein	1.2./4.8.
	nein	11.125./11.146./S.49.

Wirkstoff	chemische Verbindungsklasse	rezeptierbarer pH-Bereich
Chinolinolsulfat-Kaliumsulfat	K	2–12
Chinolinolsulfat-Monohydrat	K	2–12
Chloramphenicol*	N	2–7
Chlorhexidindiacetat	K	4–8
Chlorhexidindigluconat	K	4–8
Chlortetracyclinhydrochlorid	K	4–6
Ciclopirox-Olamin	A	3–9
Ciclosporin	N	5–6
Clindamycin-2-dihydrogenphosphat	E	3,5–6,5
Clindamycinhydrochlorid	K	3–5
Clioquinol*	N	≤ 8
Clobetasolpropionat*	E	2–9
Clotrimazol*	B	3,5–10
Dexamethason*	N	2–7
Dexamethasonacetat*	E	2–7
Dexpanthenol	N	3–7
Diclofenac-Natrium	A	4–7
Diltiazemhydrochlorid	E/K	4–6
Dimethylsulfoxid (DMSO)	N	–
Diphenylcyclopropenon/ Diphencypron	N	–
Dithranol*	N	≤ 7
Eosin-Dinatrium	A	5–7
Erythromycin*	B	7–10 (Suspension) 8–9 (Lösung)
17α-Estradiol (s. Alfatradiol)		
17β-Estradiol (s. Estradiol-Hemihydrat)		
Estradiol-Hemihydrat*	N	pH-unabhängig
Estradiolbenzoat	E	–
Estradiolvalerat	E	–
Estriol*	N	–
Ethacridinlactat-Monohydrat	K	5–9

Anmerkungen	antimikrobieller Schutz	DAC/NRF
Phenol, galenisch jedoch nicht relevant	ja	–
Phenol, galenisch jedoch nicht relevant	ja	–
	nein	–
	ja	S.7.
	ja	7.2./11.116./11.126./11.136./ 19.6.
Zwitterion	nein	–
im Sauren ladungsneutral	nein	–
	nein	–
	nein	–
	nein	–
schwache Säure, schwache Base, Phenol, galenisch jedoch meist nicht relevant	gegen Schimmelpilze nicht ausreichend	–
	nein	11.76.
	nein	11.40./11.57.
	nein	–
	nein	–
	nein	7.3./7.13./7.14./7.15./11.28./ 11.29./S.36.
	nein	–
	nein	5.6./5.7.
	≥ 50 % in Wassergemisch	2.6./2.7./19.10.
	nein	–
Phenol, galenisch jedoch nicht relevant	nein	11.31./11.51./11.52./11.53./ 11.56.
	ja (nur pH 5)	11.94./11.95.
Ester, galenisch jedoch nicht relevant	nein	11.77./11.78./11.84./11.138.
Phenol, galenisch jedoch nicht relevant	nein	–
Ester, galenisch jedoch nicht relevant	nein	–
Phenol und Ester, galenisch jedoch nicht relevant	nein	–
Phenol, galenisch jedoch nicht relevant	nein	–
	ja (≥ 0,5 % und ≥ pH 5,5)	7.7./9.2.

Wirkstoff	chemische Verbindungsklasse	rezeptierbarer pH-Bereich
Fluocinolonacetonid*	N	2–5
Fusidinsäure	S	≤ 6
Gentamicinsulfat	K	4,5–8
Gentianaviolett (s. Methylrosaniliniumchlorid)		
Glycerol/Glycerol 85 %	N	1–9
Glyceroltrinitrat	E	–
Glycolsäure	S	< 4
Griseofulvin	N	2–7
Harnstoff	N	1–12
Hydrochinon	P	< 4
Hydrocortison*	N	3–6,5
Hydrocortisonacetat*	E	3–7
Hydrocortisonbutyrat*	E	3,5–4,5
Iod	N	< 7
Isosorbiddinitrat	E	–
Kaliumpermanganat	A	–
Ketoconazol	B	5–7
Lauromacrogol 400	N	pH-unabhängig
Lidocain/Lidocainhydrochlorid-Monohydrat	B/K	4–7
Menthol	N	pH-unabhängig
Methoxsalen	N	5–7
Methylrosaniliniumchlorid	K	5–6
Methylsalicylat	E	–
Metronidazol*	N (B)	3–8
Miconazol	B	3–8
Miconazolnitrat*	K	3–8
Milchsäure	S	1–10
Minoxidil	B	4–9
Mometasonfuroat*	E	1,5–8
Mupirocin-Calcium (Dihydrat)*	A	4–7
Natriumchlorid	A	pH-unabhängig
Natriumfusidat	A	≤ 7
Natriumhypochlorit	A	8–13
Natriumlactat	A	1–8

Anmerkungen	antimikrobieller Schutz	DAC/NRF
	nein	–
	nein	–
Wirkungseinschränkung bei pH < 6	nein	–
im Sauren besserer antimikrobieller Schutz	≥ 40 % (Glycerol) bei pH ≤ 4,5	–
	nein	5.10.
	unsicher, abhängig von pH und Konzentration	–
	nein	–
	Wirkung gegen Schimmelpilze nicht ausreichend	11.30./11.57./ 11.71.-11.75./11.120./ 11.129./S.8.
	ja	–
	nein	11.36.
	nein	7.14./11.15.
	nein	–
	ja	7.6./13.7.
	nein	5.9.
	ja	11.82.
	nein	–
	nein	5.8./11.66./11.117.–11.120.
	nein	7.7./7.13./7.14./7.15.
	nein	1.2./4.8.
	nein	11.83./11.96.
	ja	11.69.
	nein	1.2.
	nein	11.65./11.91./11.138./27.6.
	nein	–
	nein	11.79.
	nein	11.18./S.56.
	nein	11.121.
	nein	–
	nein	–
Inkompatibilitäten nur für Anion relevant	ja, nahe Sättigungskonzentration in Wasser	11.75./11.88.
	nein	–
	ja	27.4.
	nein	S.56.

Wirkstoff	chemische Verbindungsklasse	rezeptierbarer pH-Bereich
Neomycinsulfat*	K	7–8
Nifedipin	N	–
Nystatin*	N (amphotere Aminosäure)	4,5–7
Octenidindihydrochlorid	K	2–12
Oxytetracyclinhydrochlorid	K	4–6
Permethrin (25:75)	N	–
Phenol	S	–
Podophyllin	–	–
Polidocanol 600 (s. Lauromacrogol 400)		
Polihexanid	K	5–8
Povidon-Iod	N/A	4–6
Prednicarbat*	N	3,5–8
Prednisolon*	N	3–6,5
Prednisolonacetat*	E	3–7
Progesteron*	N	≤ 7
Salicylsäure*	S/P	≤ 4
Schwefel	N	pH-unabhängig
Silbernitrat	K	≤ 6
Steinkohlenteer	–	2–8
Steinkohlenteerlösung (LCD)	–	2–8
Steinkohlenteerspiritus	–	2–8
Tannin	S/P	≤ 7
Testosteron*	N	≤ 7
Testosteronpropionat*	E	≤ 7
Tetracain/Tetracainhydrochlorid	B/K	3–6,5
Tetracyclinhydrochlorid	K	4–6
Tosylchloramid-Natrium	A	7–10
Tranexamsäure	S/B/N	5–8
Tretinoin	S	≥ 3
Triamcinolonacetonid*	N	2–9

Anmerkungen	antimikrobieller Schutz	DAC/NRF
	nein	–
Ester, galenisch jedoch nicht relevant	nein	–
	nein	11.105./11.114./21.3./21.4.
Inkompatibilität mit PHB-Estern, Sorbinsäure und den meisten Anionen	ja (schwach gegen Schimmelpilze)	11.145./S.50.
Zwitterion (Ampholyt)	nein	–
Ester, galenisch jedoch nicht relevant	nein	–
	ja	–
	nein	–
	ja (schwach gegen Schimmelpilze)	7.12./11.128./11.131./ 11.137./S.30.
	ja	11.42.
	nein	11.144./11.145.
Empfehlung: in wasserhaltigen Zubereitungen Prednisolonacetat	nein	–
	nein	11.35.
	nein	–
Wirkungsverlust bei Salzbildung; Phenol, galenisch jedoch meist nicht relevant	ja	11.18./11.23./11.31./11.39./ 11.43.–11.45./11.51./11.52./ 11.54./11.55./11.85./11.106./ 11.107./11.134./11.140.
	ja	–
	ja	11.98./11.99.
	ja	11.46.
	ja	11.86./11.87.
	ja	11.107./11.143.
	Wirkung gegen Schimmelpilze nicht ausreichend	–
	nein	–
	nein	–
	ja	–
Zwitterion (Ampholyt)	nein	–
	ja	–
Zwitterion (Ampholyt)	nein	–
	nein	7.9./11.100.–11.102./ 11.123./11.124./S.29.
	nein	7.10./11.38./11.39./11.90./ 11.134./11.136./11.140.

Wirkstoff	chemische Verbindungsklasse	rezeptierbarer pH-Bereich
Trichloressigsäure	S	< 1
Triclosan	N/P	1–9
Uridin	N	–
Wasserstoffperoxid	N	< 3,5
Zinkchlorid	K	< 5
Zinkoxid	N	4–12
Zinksulfat-Heptahydrat	K	< 5,5

Anmerkungen	antimikrobieller Schutz	DAC/NRF
	ja	11.133./11.147.
	Wirkung gegen Schimmelpilze nicht ausreichend	11.122./11.135.
	nein	–
	ja	11.103.
	abhängig von Konzentration und pH	–
	ja ≥ 20 %	11.2.–11.4./11.20.–11.22./11.49./11.56./11.60./11.66./11.108.–11.110./11.112.–11.114.
	abhängig von Konzentration und pH	–

Literatur: Bracher, F. et al. (Hrsg.), Arzneibuch-Kommentar. Wissenschaftliche Erläuterungen zum Europäischen und Deutschen Arzneibuch, Wissenschaftliche Verlagsgesellschaft, Stuttgart/Govi – ein Imprint der Avoxa Mediengruppe, Eschborn • Niedner, R., Ziegenmeyer, J. (Hrsg.), Dermatika, Wissenschaftliche Verlagsgesellschaft, Stuttgart 1992 • Altmeyer, P., Altmeyers Enzyklopadie, www.enzyklopaedie-dermatologie.de • Trissel, L. A., Trissel's stability of compounded formulations, 6th ed., American Pharmacists Association, Washington 2018

Galenisches Profil standardisierter Dermatikagrundlagen

Übersicht standardisierter Dermatikagrundlagen aus Arzneibüchern, Formularien und Apothekenpraxis. Die Einteilung folgt der Systematik der Rahmenmonographien des Europäischen Arzneibuchs (Ph. Eur.) für »Halbfeste Zubereitungen zur kutanen Anwendung« und »Flüssige Zubereitungen zur kutanen Anwendung«. Die Bezeich-

Grundlagentyp und Beispiele	Charakteristik/Anwendung
Hydrophobe Salben	**Einphasige, wasserfreie, nicht abwaschbare Grundlagen, Okklusionseffekt, Mazeration der Haut und damit Aufweichung von Keratosen, Anwendung bei sehr trockener Haut (Sebostase) sowie bei chronischen Dermatosen**
Gemischtkettige Triglyceride DAC früher: Halbfestes Hartfett z. B. Softisan® 378	• nahezu keine Wasseraufnahme möglich • paraffin- und wollwachsfrei • bakterienfrei filtrierbar bei etwa 40 °C, nicht heißluftsterilisierbar • Alternative für Schweineschmalz DAB
Gelbes Vaselin Ph. Eur. Vaselinum flavum **Weißes Vaselin Ph. Eur.** Vaselinum album	• nahezu keine Wasseraufnahme möglich • paraffinhaltig • wollwachsfrei • heißluftsterilisierbar • kann Antioxidantien (BHT, α-Tocopherol) enthalten
Wachssalbe DAB 6 Unguentum cereum	• Wasseraufnahme bis etwa 25 % möglich • saure Reaktion bei Stabilisierung mit Oxynex® 2004 • kann Antioxidantien (u. a. BHT, Palmitoylascorbinsäure, Citronensäure) enthalten
Wasser aufnehmende Salben	**Einphasige, wasserfreie, schwer abwaschbare Grundlagen, im Allgemeinen gutes Wasseraufnahmevermögen, Anwendung bei trockener Haut (Sebostase) sowie bei subakuten und chronischen Dermatosen**
Emulgierendes hydrophobes Basisgel DAC	• Halbfertigware zur Herstellung der Hydrophoben Basiscreme DAC und anderer lipophiler Cremes • kann Antioxidantien enthalten
Hydrophile Salbe DAB Unguentum emulsificans	• anionisch • Halbfertigware zur Herstellung der Anionischen hydrophilen Creme DAB und anderer hydrophiler Cremes • für stabile Emulsion mind. 50 % Wasser zusetzen

nungen erfüllen die Forderungen des § 16 Abs. 2 ApBetrO. Daher müssen, falls zutreffend, zugesetzte Konservierungsmittel, Antioxidantien und Stabilisatoren angegeben werden. Grundlagenbestandteile mit emulgierenden oder gelbildenden Eigenschaften sind in der Zusammensetzung blau markiert.

Zusammensetzung			Konservierung
–			• ohne Konservierung • mikrobiell nicht anfällig
–			• ohne Konservierung • mikrobiell nicht anfällig
Raffiniertes Erdnussöl Gelbes Wachs	70,0 30,0	g g	• ohne Konservierung • mikrobiell nicht anfällig
Isopropylpalmitat Triglyceroldiisostearat Hydrophobes Basisgel DAC	8,0 10,0 82,0	g g g	• ohne Konservierung • mikrobiell nicht anfällig
Emulgierender Cetylstearylalkohol (Typ A) Dickflüssiges Paraffin Weißes Vaselin	30,0 35,0 35,0	g g g	• ohne Konservierung • mikrobiell nicht anfällig

Grundlagentyp und Beispiele	Charakteristik/Anwendung
Wollwachsalkoholsalbe DAB Lanae alcoholum unguentum	• kann Antioxidantien (BHT, α-Tocopherol) enthalten • bis ca. 66 % Wasserzusatz möglich, schwankendes Emulgiervermögen
Wollwachsalkoholsalbe SR mit Gelbem Vaselin DAC Lanae alcoholum unguentum SR cum vaselino flavo Ersatz für: Unguentum alcoholum lanae SR	• kann Antioxidantien (BHT, α-Tocopherol) enthalten
Wollwachsalkoholsalbe SR mit Weißem Vaselin DAC Lanae alcoholum unguentum SR cum vaselino albo Ersatz für: Unguentum alcoholum lanae SR	• kann Antioxidantien (BHT, α-Tocopherol) enthalten
Hydrophile Salben	**Einphasige, leicht abwaschbare Grundlagen, osmotisch und entquellend, Anwendung auf stark geschädigter Haut und Wunden**
Macrogolsalbe DAC Macrogoli unguentum	• lipidfrei • geringes Wasseraufnahmevermögen • ausgeprägtes Lösungsvermögen für Wirkstoffe
Lipophile Cremes (W/O-Cremes)	**Zweiphasige, schwer abwaschbare Grundlagen, Anwendung bei trockener Haut (Sebostase) sowie bei subchronischen und chronischen Dermatosen**
Hydrophobe Basiscreme DAC (NRF S.41.)	• pH 3,5–5 • rezeptierbarer pH-Bereich: 2–12, 2–5,5 für wirksame Sorbinsäure-Konservierung • inkompatibel mit grenzflächenaktiven Substanzen • weiche, leicht streichfähige Creme • nicht > 70 °C (irreversibler Konsistenzverlust)
Weiche Creme DAC Unguentum molle Ersatz für: Unguentum molle DAB 6, Unguentum molle SR früher: Weiche Salbe DAC	• pH 5,5–8 • rezeptierbarer pH-Bereich: 2–10
Kühlcreme DAB Unguentum leniens früher: Kühlsalbe DAB	• praktisch kein weiteres Wasseraufnahmevermögen • pH 5–6 (auch bei Stabilisierung mit Tocopherolacetat), pH 3–3,5 (bei Stabilisierung mit Oxynex® 2004) • rezeptierbarer pH-Bereich: 2–12 • inkompatibel mit grenzflächenaktiven Substanzen • kann Antioxidantien (u. a. BHT, Palmitoylascorbinsäure, α-Tocopherol, Citronensäure) enthalten

Zusammensetzung			Konservierung
Cetylstearylalkohol Wollwachsalkohole Weißes Vaselin	0,5 6,0 93,5	g g g	• ohne Konservierung • mikrobiell nicht anfällig
Wollwachsalkohole Sorbitan- und Glycerolmonooleat Gelbes Vaselin	2,5 3,0 94,5	g g g	• ohne Konservierung • mikrobiell nicht anfällig
Wollwachsalkohole Sorbitan- und Glycerolmonooleat Weißes Vaselin	2,5 3,0 94,5	g g g	• ohne Konservierung • mikrobiell nicht anfällig
Macrogol 300 Macrogol 1500	50,0 50,0	g g	• ohne Konservierung • mikrobiell nicht anfällig
Triglyceroldiisostearat Isopropylpalmitat Hydrophobes Basisgel DAC Kaliumsorbat Citronensäure Magnesiumsulfat-Heptahydrat Glycerol 85 % Gereinigtes Wasser	3,0 2,4 24,6 0,14 0,07 0,5 5,0 64,29	g g g g g g g g	• Kaliumsorbat • optional für Eigenherstellung: ohne Konservierung (dann begrenzte Verwendbarkeitsfrist)
Dickflüssiges Paraffin Wollwachs Gelbes Vaselin Gereinigtes Wasser	7,5 32,5 50,0 10,0	g g g g	• ohne Konservierung • begrenzte Verwendbarkeitsfrist
Gelbes Wachs Cetylpalmitat Raffiniertes Erdnussöl Gereinigtes Wasser	7,0 8,0 60,0 25,0	g g g g	• ohne Konservierung • Konservierung in Monographie nicht vorgesehen • begrenzte Verwendbarkeitsfrist

Grundlagentyp und Beispiele	Charakteristik/Anwendung
Lanolin DAB Lanolinum	• pH 7,5–8,5 • rezeptierbarer pH-Bereich: 2–10
Wollwachsalkoholcreme DAB Lanae alcoholum unguentum aquosum früher: Wasserhaltige Wollwachsalkoholsalbe DAB	• etwa pH 6 • rezeptierbarer pH-Bereich: 1–13 • inkompatibel mit grenzflächenaktiven Substanzen • schwankendes Emulgiervermögen
Wollwachsalkoholcreme mit Konserviertem Wasser nach DAB	• etwa pH 6 • ansonsten s. Wollwachsalkoholcreme DAB
Wollwachsalkoholcreme SR DAC Lanae alcoholum unguentum aquosum SR Ersatz für: Unguentum alcoholum lanae aquosum SR	• pH 5,5–8 • rezeptierbarer pH-Bereich: 1–13 • inkompatibel mit grenzflächenaktiven Substanzen • schwankendes Emulgiervermögen
Hydrophile Cremes (O/W-Cremes)	**Zwei- oder mehrphasige, mit Wasser abwaschbare Grundlagen, kühlend (Wasser als äußere Phase) und austrocknend, Anwendung bei fettiger Haut (Seborrhoe) sowie bei akuten und subakuten Dermatosen**
Basiscreme DAC Unguentum basalis	• nichtionisch • pH 5–6 • rezeptierbarer pH-Bereich: 2–12 • lipidreicher und schwerer mit Wasser abwaschbar als andere hydrophile Cremes • mit Wasser (~80 %) und mit Lipiden (~15–20 %) mischbar (sogenannte »ambiphile Creme«) • inkompatibel mit bestimmten phenolischen Verbindungen
Anionische hydrophile Creme DAB Unguentum emulsificans aquosum früher: Wasserhaltige hydrophile Salbe DAB	• anionisch • etwa pH 6, pH 3,5–4,5 bei Sorbinsäure-Konservierung • rezeptierbarer pH-Bereich: 2–12, 3,5–5,5 für wirksame Sorbinsäure-Konservierung • Verdünnung mit Wasser möglich, Verflüssigung etwa ab dem Verhältnis (1+2) • mit Lipiden mischbar (~10 %) • inkompatibel mit bestimmten kationischen Substanzen

Zusammensetzung			Konservierung
Dickflüssiges Paraffin Wollwachs Gereinigtes Wasser	15,0 65,0 20,0	g g g	• ohne Konservierung • begrenzte Verwendbarkeitsfrist
Wollwachsalkoholsalbe DAB Gereinigtes Wasser	50,0 50,0	g g	• ohne Konservierung • begrenzte Verwendbarkeitsfrist
Wollwachsalkoholsalbe DAB Konserviertes Wasser DAC (NRF S.6.)	50,0 50,0	g g	• PHB-Ester
Wollwachsalkoholsalbe SR mit Gelbem Vaselin DAC Gereinigtes Wasser	50,0 50,0	g g	• ohne Konservierung • begrenzte Verwendbarkeitsfrist
Wollwachsalkoholsalbe SR mit Weißem Vaselin DAC Gereinigtes Wasser	50,0 50,0	g g	
Glycerolmonostearat 60 Cetylalkohol Mittelkettige Triglyceride Weißes Vaselin Macrogol-20-glycerolmonostearat Propylenglycol Gereinigtes Wasser	4,0 6,0 7,5 25,5 7,0 10,0 40,0	g g g g g g g	• durch 20 % Propylenglycol, bezogen auf die Wasserphase, mikrobiell nicht anfällig
Hydrophile Salbe DAB Gereinigtes Wasser	30,0 70,0	g g	• ohne Konservierung • Verwendbarkeitsfrist: Tag der Herstellung • mit Sorbinsäure erhältlich • optional für Eigenherstellung: Sorbinsäure, PHB-Ester

Grundlagentyp und Beispiele	Charakteristik/Anwendung
Anionische hydrophile Creme mit Propylenglycol nach DAB	• anionisch • etwa pH 5–8 • rezeptierbarer pH-Bereich 2–12 • ansonsten s. Anionische hydrophile Creme DAB
Anionische hydrophile Creme mit Sorbinsäure und Kaliumsorbat nach DAB Unguentum emulsificans aquosum	• anionisch • pH 4–5 • rezeptierbarer pH-Bereich: 3,5–5,5 für wirksame Sorbinsäure-Konservierung • ansonsten s. Anionische hydrophile Creme DAB
Anionische hydrophile Creme SR DAC (NRF S.27.) Ersatz für: Unguentum emulsificans aquosum SR	• anionisch • pH 4–5 • rezeptierbarer pH-Bereich: 3,5–5,5 für wirksame Sorbinsäure-Konservierung • inkompatibel mit bestimmten kationischen Substanzen
Anionische hydrophile Creme ohne Konservierung nach SR Unguentum emulsificans aquosum sine conservante	• anionisch • etwa pH 6 • rezeptierbarer pH-Bereich: 2–12 • inkompatibel mit bestimmten kationischen Substanzen
Nichtionische hydrophile Creme DAB Unguentum emulsificans nonionicum aquosum	• nichtionisch • etwa pH 6, pH 3,5–4,5 bei Sorbinsäure-Konservierung • rezeptierbarer pH-Bereich: 2–12, 3,5–5,5 für wirksame Sorbinsäure-Konservierung • inkompatibel mit bestimmten phenolischen Verbindungen
Nichtionische hydrophile Creme mit Sorbinsäure und Kaliumsorbat nach DAB Unguentum emulsificans nonionicum aquosum	• nichtionisch • pH 4–5 • rezeptierbarer pH-Bereich: 3,5–5,5 für wirksame Sorbinsäure-Konservierung • inkompatibel mit bestimmten phenolischen Verbindungen
Nichtionische hydrophile Creme SR DAC (NRF S.26.) Ersatz für: Unguentum emulsificans aquosum N SR	• nichtionisch • pH 4–5 • rezeptierbarer pH-Bereich: 3,5–5,5 für wirksame Sorbinsäure-Konservierung • inkompatibel mit bestimmten phenolischen Verbindungen
Nichtionische hydrophile Creme ohne Konservierung SR DAC Ersatz für: Unguentum emulsificans aquosum N sine conservante SR	• nichtionisch • etwa pH 6 • rezeptierbarer pH-Bereich: 2–12 • inkompatibel mit bestimmten phenolischen Verbindungen

Zusammensetzung			Konservierung
Hydrophile Salbe DAB Propylenglycol Gereinigtes Wasser	27,5 14,5 58,0	g g g	• durch 20 % Propylenglycol, bezogen auf die Wasserphase, mikrobiell nicht anfällig
Hydrophile Salbe DAB Sorbinsäure Kaliumsorbat Gereinigtes Wasser	30,0 0,05 0,07 69,88	g g g g	• Sorbinsäure und Kaliumsorbat
Emulgierender Cetylstearylalkohol (Typ A) 2-Ethylhexyllaurat Glycerol 85 % Kaliumsorbat Citronensäure Gereinigtes Wasser	21,0 10,0 5,0 0,14 0,07 63,79	g g g g g g	• Kaliumsorbat • optional für Eigenherstellung: ohne Konservierung • PHB-Ester nicht möglich
Emulgierender Cetylstearylalkohol (Typ A) 2-Ethylhexyllaurat Glycerol 85 % Gereinigtes Wasser	21,0 10,0 5,0 64,0	g g g g	• ohne Konservierung • Verwendbarkeitsfrist: Tag der Herstellung bzw. Herstellerangabe
Polysorbat 60 Cetylstearylalkohol Glycerol 85 % Weißes Vaselin Gereinigtes Wasser	5,0 10,0 10,0 25,0 50,0	g g g g g	• ohne Konservierung • Verwendbarkeitsfrist: Tag der Herstellung • optional für Eigenherstellung: Sorbinsäure, PHB-Ester • mit Sorbinsäure erhältlich
Polysorbat 60 Cetylstearylalkohol Glycerol 85 % Weißes Vaselin Sorbinsäure Kaliumsorbat Gereinigtes Wasser	5,0 10,0 10,0 25,0 0,05 0,07 49,88	g g g g g g g	• Sorbinsäure und Kaliumsorbat
Nichtionische emulgierende Alkohole DAC 2-Ethylhexyllaurat Glycerol 85 % Kaliumsorbat Citronensäure Gereinigtes Wasser	21,0 10,0 5,0 0,14 0,07 63,79	g g g g g g	• Kaliumsorbat • optional für Eigenherstellung: ohne Konservierung • PHB-Ester nicht möglich
Nichtionische emulgierende Alkohole DAC 2-Ethylhexyllaurat Glycerol 85 % Gereinigtes Wasser	21,0 10,0 5,0 64,0	g g g g	• ohne Konservierung • Verwendbarkeitsfrist: Tag der Herstellung bzw. Herstellerangabe

Grundlagentyp und Beispiele	Charakteristik/Anwendung
Nichtionisches wasserhaltiges Liniment DAC (NRF S.39.) Linimentum nonionicum aquosum Ersatz für: Linimentum aquosum N	• nichtionisch • pH 4–5 • rezeptierbarer pH-Bereich: 3,5–5,5 für wirksame Sorbinsäure-Konservierung • inkompatibel mit bestimmten phenolischen Verbindungen
Wasserhaltiges Liniment SR DAC (NRF S.40.) Linimentum aquosum SR	• anionisch • pH 4–5 • rezeptierbarer pH-Bereich: 3,5–5,5 für wirksame Sorbinsäure-Konservierung • inkompatibel mit bestimmten kationischen Substanzen
Lipophile Gele (Oleogele)	**Einphasige, wasserfreie, nicht abwaschbare Grundlagen, Okklusionseffekt, Mazeration der Haut und damit Aufweichung von Keratosen, Anwendung bei sehr trockener Haut (Sebostase) sowie bei chronischen Dermatosen**
Hydrophobes Basisgel DAC z. B. Pionier® PWL	• nahezu keine Wasseraufnahme möglich • nur industrielle Produktionstechnik • erwärmen nur bis max. 70 °C • keine Eigenherstellung möglich • kann Antioxidantien enthalten (α-Tocopherol)
Hydrophile Gele	**Einphasige, wässrige oder alkoholisch-wässrige, nicht fettende Grundlagen, kühlend, aber auch austrocknend, Anwendung bei fettiger Haut (Seborrhoe) sowie bei akuten und subakuten Dermatosen**
Carbomergel pH 5 (NRF S.43.)	• anionisch • rezeptierbarer pH-Bereich: 4–10 • nur begrenzte Verträglichkeit mit Salzen • inkompatibel mit zwei- und mehrwertigen Metallionen • inkompatibel mit bestimmten kationischen Substanzen, z. T. konzentrationsabhängig • Verwendungsbeschränkung wegen Propylenglycol • dampfsterilisierbar
Carbomergel pH 6,5 (NRF S.43.)	• anionisch • s. Carbomergel pH 5

Zusammensetzung			Konservierung
Nichtionische emulgierende Alkohole DAC	10,5	g	• Kaliumsorbat
2-Ethylhexyllaurat	5,0	g	• optional für Eigenherstellung: ohne Konservierung
Glycerol 85 %	2,5	g	• PHB-Ester nicht möglich
Kaliumsorbat	0,14	g	
Citronensäure	0,07	g	
Gereinigtes Wasser	81,79	g	
Emulgierender Cetylstearylalkohol (Typ A)	10,5	g	• Kaliumsorbat
2-Ethylhexyllaurat	5,0	g	• optional für Eigenherstellung: ohne Konservierung
Glycerol 85 %	2,5	g	• PHB-Ester nicht möglich
Kaliumsorbat	0,14	g	
Citronensäure	0,07	g	
Gereinigtes Wasser	81,79	g	

Polyethylen	5,0	g	• ohne Konservierung
Dickflüssiges Paraffin	95,0	g	• mikrobiell nicht anfällig

Carbomer 35 000	1,0	g	• durch 10 % Propylenglycol in Kombination mit Natriumedetat mikrobiell nicht anfällig
Trometamol	0,5	g	
Natriumedetat (Dinatriumedetat-Dihydrat)	0,1	g	
Propylenglycol	10,0	g	
Gereinigtes Wasser	88,4	g	
Carbomer 35 000	1,0	g	• durch 10 % Propylenglycol in Kombination mit Natriumedetat mikrobiell nicht anfällig
Trometamol	1,0	g	
Natriumedetat (Dinatriumedetat-Dihydrat)	0,1	g	
Propylenglycol	10,0	g	
Gereinigtes Wasser	87,9	g	

Grundlagentyp und Beispiele	Charakteristik/Anwendung
2-Propanolhaltiges Carbomergel DAB	• anionisch • etwa pH 5,5 • Verwendungsbeschränkung wegen 2-Propanol und Carbomer 50 000: nicht zur oralen, rektalen oder vaginalen Anwendung zulässig • ansonsten s. Carbomergel pH 5
Wasserhaltiges Carbomergel DAB	• anionisch • etwa pH 7, etwa pH 5,5 bei Sorbinsäure/Kaliumsorbat-Konservierung • rezeptierbarer pH-Bereich: 4–10, 4–5,5 für wirksame Sorbinsäure-Konservierung • Verwendungsbeschränkung wegen Carbomer 50 000: nicht zur oralen, rektalen oder vaginalen Anwendung zulässig • ansonsten s. Carbomergel pH 5
Carmellose-Natrium-Gel DAB	• anionisch • säureempfindlich • pH 6–8, etwa pH 5 bei Sorbinsäure/Kaliumsorbat-Konservierung • rezeptierbarer pH-Bereich: 3,5–8, 3,5–5,5 für wirksame Sorbinsäure-Konservierung • inkompatibel mit bestimmten kationischen Substanzen • toleriert nur geringe Alkoholkonzentrationen
Hydroxyethylcellulosegel DAB	• nichtionisch • etwa pH 6, etwa pH 4,5 bei Sorbinsäure-Konservierung • rezeptierbarer pH-Bereich: 2–12, 3,5–5,5 für wirksame Sorbinsäure-Konservierung • dampfsterilisierbar • inkompatibel bestimmten phenolischen Verbindungen • toleriert nur Alkoholkonzentrationen bis etwa 20 %
Flüssige hydrophile Dermatikagrundlagen	**Ein- oder mehrphasige, mit Wasser abwaschbare Grundlagen, kühlend (Wasser als äußere Phase), austrocknend und entquellend**
Hydrophile Basisemulsion DAC (NRF S.25.)	• nichtionisch • pH 4–5 • rezeptierbarer pH-Bereich: 3,5–5,5 für wirksame Sorbinsäure-Konservierung • Emulsion vor Gebrauch schütteln • geeignet für behaarte Körperstellen, z. B. Kopfhaut • Anwendung bei fettiger Haut (Seborrhoe) sowie bei nässenden, akuten und subakuten Dermatosen • inkompatibel mit bestimmten phenolischen Verbindungen

Zusammensetzung			Konservierung
Carbomer 50 000	0,5	g	• durch 25 % 2-Propanol mikrobiell nicht anfällig
Natriumhydroxid-Lösung 5 %	1,0	g	
2-Propanol	25,0	g	
Gereinigtes Wasser	73,5	g	
Carbomer 50 000	0,5	g	• ohne Konservierung • Verwendbarkeitsfrist: Tag der Herstellung • optional für Eigenherstellung: Sorbinsäure und Kaliumsorbat, PHB-Ester
Natriumhydroxid-Lösung 5 %	3,0	g	
Gereinigtes Wasser	96,5	g	
Carmellose-Natrium 600	5,0	g	• ohne Konservierung • Verwendbarkeitsfrist: Tag der Herstellung • optional für Eigenherstellung: Sorbinsäure und Kaliumsorbat, PHB-Ester
Glycerol 85 %	10,0	g	
Gereinigtes Wasser	85,0	g	
Hydroxyethylcellulose 10 000	2,5	g	• ohne Konservierung • Verwendbarkeitsfrist: Tag der Herstellung • optional für Eigenherstellung: Sorbinsäure und Kaliumsorbat, PHB-Ester • erhältlich mit Sorbinsäure und Kaliumsorbat
Glycerol 85 %	10,0	g	
Gereinigtes Wasser	87,5	g	

Sorbitanmonostearat (Typ I)	2,0	g	• Kaliumsorbat • mit Sorbinsäure erhältlich • optional für Eigenherstellung: Natriumbenzoat, PHB-Ester oder ohne Konservierung
Macrogol-8-stearat (Typ I)	2,0	g	
Glycerol 85 %	5,0	g	
Mittelkettige Triglyceride	5,0	g	
Kaliumsorbat	0,14	g	
Citronensäure	0,07	g	
Gereinigtes Wasser	85,79	g	

Grundlagentyp und Beispiele	Charakteristik/Anwendung
Ethanol … % (V/V) gemäß Monographie: **Ethanol-Wasser-Gemische DAB** Ethanoli dilutiones	• gutes Lösungsvermögen für Wirkstoffe • besonders zur Herstellung von Lösungen zur kutanen Anwendung • nicht auf verletzter Haut und nicht bei akut entzündlichen Dermatosen anwenden • grundsätzlich ist unvergällter Ethanol zu verwenden
Hydroxyethylcelluloseschleim 4 % Ersatz für: Mucilago Hydroxyethylcellulosi 8 % ASR	• nichtionisch • etwa pH 6 • rezeptierbarer pH-Bereich: 2–12 • ansonsten s. Hydroxyethylcellulosegel DAB
2-Propanol … % (V/V) gemäß Monographie: **2-Propanol-Wasser-Gemische DAC** 2-Propanoli dilutiones	• gutes Lösungsvermögen für Wirkstoffe • besonders zur Herstellung von Lösungen zur kutanen Anwendung • nicht auf verletzter Haut und nicht bei akut entzündlichen Dermatosen anwenden
Zinkoxidschüttelmixtur DAC (NRF 11.22.) Lotio alba aquosa	• Suspension vor Verwendung schütteln • pH 8–9 • rezeptierbarer pH-Bereich: 5–13 • kann hautfarben eingestellt werden (s. NRF 11.22.) • Anwendung bei fettiger Haut (Seborrhoe) sowie bei nässenden, akuten und subakuten Dermatosen
Ethanolhaltige Zinkoxidschüttelmixtur (NRF 11.3.) Lotio alba spirituosa	• Suspension vor Verwendung schütteln • pH 8–9 • rezeptierbarer pH-Bereich: 5–13 • nicht auf verletzter Haut und nicht bei akuten Dermatosen anwenden
Pasten und Zinköle (»flüssige Pasten«)	**Suspensionen mit 30 bis 50 % Pulveranteil in einer wasserfreien, streichfähigen, nicht abwaschbaren Grundlage, abdeckender, protektiver und okklusiver Effekt, Anwendung bei subakuten und chronischen Dermatosen**
Zinkpaste DAB Zinci pasta	• feste Konsistenz
Weiche Zinkpaste DAB (NRF 11.21.) Zinci pasta mollis	• kann hautfarben eingestellt werden (s. NRF 11.21.)
Zinkoxidöl DAC (NRF 11.20.) Zinci oxidi oleum	• Suspension vor Verwendung schütteln • kein Antioxidantien-Zusatz erlaubt

Zusammensetzung			Konservierung
s. Seite 50			• mikrobiell nicht anfällig bei Ethanol ≥ 15 % (*m*/*m*) (im Sauren) bzw. ≥ 18 % (*m*/*m*) (im pH-Neutralen und Basischen)
Hydroxyethylcellulose 250	4,0	g	• PHB-Ester
Methyl-4-hydroxybenzoat	0,07	g	
Propyl-4-hydroxybenzoat	0,03	g	
Gereinigtes Wasser	95,9	g	
s. Seite 52			• mikrobiell nicht anfällig bei 2-Propanol ≥ 15 % (*V*/*V*) bzw. ≥ 13 % (*m*/*m*)
Zinkoxid	20,0	g	• ohne Konservierung
Talkum	20,0	g	• mikrobiell nicht anfällig
Glycerol 85 %	30,0	g	
Gereinigtes Wasser	30,0	g	
Zinkoxid	20,0	g	• ohne Konservierung
Talkum	20,0	g	• mikrobiell nicht anfällig durch etwa 20 % Ethanol
Glycerol 85 %	20,0	g	
Gereinigtes Wasser	20,0	g	
Ethanol 90 % (*V*/*V*)	20,0	g	

Zinkoxid	25,0	g	• ohne Konservierung
Weizenstärke	25,0	g	• mikrobiell nicht anfällig
Weißes Vaselin	50,0	g	
Zinkoxid	30,0	g	• ohne Konservierung
Dickflüssiges Paraffin	40,0	g	• mikrobiell nicht anfällig
Weißes Vaselin	20,0	g	
Gebleichtes Wachs	10,0	g	
Zinkoxid	50,0	g	• ohne Konservierung
Natives Olivenöl	50,0	g	• mikrobiell nicht anfällig

Grundlagentyp und Beispiele	Charakteristik/Anwendung
Spezielle Dermatikagrundlagen	
Einfache Augensalbe DAC (NRF S.47.) Oculentum simplex Ungt. ophthalmicum simplex	• keine Wasseraufnahme möglich • heißluftsterilisierbar • Grundlage und indifferente Augensalbe
Emulgierende Augensalbe DAC (NRF S.48.) Oculentum emulsificans Oculentum simplex SR Ungt. ophthalmicum emulsificans	• Wasseraufnahmevermögen 150 % • heißluftsterilisierbar • Dreispritzen-Technik bei gelöstem Wirkstoff anwendbar • Grundlage für lipophile Augen-, Nasen- und Hautcremes und indifferente Augensalbe
Hypromellose-Haftpaste 40 % (NRF S.42.)	• nichtionisch • Grundlage und indifferentes Protektivum
Abwaschbare Salbengrundlage DAC (NRF S.31.)	• nichtionische und anionische Tenside • mit Wasser dispergierbar • Verarbeitung zu wasserfreien, abwaschbaren Dithranol-Zubereitungen (s. NRF 11.52.)
Thermogel (NRF S.51.)	• nichtionisches Emulsionsgel • etwa pH 7,7 • im Kühlschrank dickflüssig, Sol-Gel-Umwandlung bei etwa 12 °C • nicht okklusiv, auch zur Behandlung der Kopfhaut geeignet, nicht auf Schleimhäute und offene Wunden • Verarbeitung zu bspw. 5-Aminolevulinsäure- oder Antimykotika-Gelen
Waschgelgrundlage (NRF S.37.)	• anionisch • etwa pH 3 • rezeptierbarer pH-Bereich: 2–12 • abwaschbare Grundlage

Zusammensetzung			Konservierung*
Weißes Vaselin	60,0	g	• ohne Konservierung
Dickflüssiges Paraffin	40,0	g	• mikrobiell nicht anfällig
Cholesterol	1,0	g	• ohne Konservierung
Dickflüssiges Paraffin	42,5	g	• mikrobiell nicht anfällig
Weißes Vaselin	56,5	g	• steril erhältlich
Hypromellose 4000	40,0	g	• ohne Konservierung
Hydrophobes Basisgel DAC	60,0	g	• mikrobiell nicht anfällig
Natriumdodecylsulfat	5,0	g	• ohne Konservierung
Sorbitanmonostearat (Typ I)	20,0	g	• mikrobiell nicht anfällig
Weißes Vaselin	25,0	g	
Dickflüssiges Paraffin	50,0	g	
Poloxamer 407	20,0	g	• durch 2-Propanol und Propylenglycol mikrobiell nicht anfällig
Propylenglycol	12,5	g	
2-Propanol	12,5	g	
Mittelkettige Triglyceride	5,0	g	
Gereinigtes Wasser	zu 100,0	g	
Natriumdodecylsulfat	10,0	g	• ohne Konservierung
Emulgierender Cetylstearylalkohol (Typ A)	20,0	g	• mikrobiell nicht anfällig
Natriumedetat (Dinatriumedetat-Dihydrat)	0,1	g	
Citronensäure	0,3	g	
Gereinigtes Wasser	69,6	g	

Literatur: Deutsches Arzneibuch (DAB 2024). Amtliche Ausgabe, Deutscher Apotheker-Verlag, Stuttgart/Avoxa – Mediengruppe Deutscher Apotheker GmbH, Eschborn • Bracher, F., et al. (Hrsg.), Arzneibuch-Kommentar. Wissenschaftliche Erläuterungen zum Europäischen und Deutschen Arzneibuch, Wissenschaftliche Verlagsgesellschaft, Stuttgart/Govi – ein Imprint der Avoxa Mediengruppe, Eschborn • Garbe, C., Reimann, H., Dermatologische Rezepturen, 3. Auflage, Georg Thieme Verlag in Kooperation mit Govi-Verlag, Stuttgart 2017 • Daniels, R., Knie, U., Galenik der Dermatika-Grundlagen, Eigenschaften, Freisetzung, JDDG 5 (2005) 367–383

Ethanol-Wasser-Gemische DAB (und analoge)

Ethanol 90 Prozent (*V/V*), entsprechend 85,7 Prozent (*m/m*).
Synonym: Spiritus
Grenzkonzentrationen: 89,1 bis 90,9 Prozent (*V/V*); 84,5 bis 86,9 Prozent (*m/m*).
Relative Dichte (Ph. Eur. 2.2.5): 0,828–0,834; *Dichte:* 0,827–0,832 g/mL.
Brechungsindex (Ph. Eur. 2.2.6): 1,365 bis 1,366*.
Herstellung: 91,3 g Ethanol 96 % werden mit Ger. Wasser zu 100,0 g verdünnt.

Ethanol 80 Prozent (*V/V*), entsprechend 73,5 Prozent (*m/m*).
Grenzkonzentrationen: 79,1 bis 80,9 Prozent (*V/V*); 72,5 bis 74,5 Prozent (*m/m*).
Relative Dichte (Ph. Eur. 2.2.5): 0,858–0,863; *Dichte:* 0,856–0,861 g/mL.
Brechungsindex (Ph. Eur. 2.2.6): 1,365 bis 1,366*.
Herstellung: 78,3 g Ethanol 96 % werden mit Ger. Wasser zu 100,0 g verdünnt.

Ethanol 70 Prozent (*V/V*), entsprechend 62,4 Prozent (*m/m*).
Synonym: Spiritus dilutus
Grenzkonzentrationen: 69,2 bis 70,8 Prozent (*V/V*); 61,6 bis 63,3 Prozent (*m/m*).
Relative Dichte (Ph. Eur. 2.2.5): 0,885–0,889; *Dichte:* 0,883–0,887 g/mL.
Brechungsindex (Ph. Eur. 2.2.6): 1,364 bis 1,365*.
Herstellung: 66,5 g Ethanol 96 % werden mit Ger. Wasser zu 100,0 g verdünnt.

Ethanol 60 Prozent (*V/V*), entsprechend 52,1 Prozent (*m/m*).
Grenzkonzentrationen: 59,3 bis 60,7 Prozent (*V/V*); 51,4 bis 52,8 Prozent (*m/m*).
Relative Dichte (Ph. Eur. 2.2.5): 0,909–0,912; *Dichte:* 0,907–0,910 g/mL.
Brechungsindex (Ph. Eur. 2.2.6): 1,362 bis 1,363.
Herstellung: 55,5 g Ethanol 96 % werden mit Ger. Wasser zu 100,0 g verdünnt.

Ethanol 50 Prozent (*V/V*), entsprechend 42,4 Prozent (*m/m*).
Grenzkonzentrationen: 49,4 bis 50,6 Prozent (*V/V*); 41,9 bis 43,0 Prozent (*m/m*).
Relative Dichte (Ph. Eur. 2.2.5): 0,931–0,933; *Dichte:* 0,929–0,931 g/mL.
Brechungsindex (Ph. Eur. 2.2.6): 1,359 bis 1,360.
Herstellung: 45,2 g Ethanol 96 % werden mit Ger. Wasser zu 100,0 g verdünnt.

* Zwischen 70 und 90 Prozent (*V/V*) Ethanol hat der Brechungsindex ein Maximum und ist in diesem Konzentrationsbereich nicht zur Differenzierung geeignet.

Ethanol 45 Prozent (V/V), entsprechend 37,8 Prozent (*m/m*).
Grenzkonzentrationen: 44,3 bis 45,4 Prozent (V/V); 37,2 bis 38,3 Prozent (*m/m*).
Relative Dichte (Ph. Eur. 2.2.5): 0,940–0,942; *Dichte:* 0,938–0,940 g/mL.
Brechungsindex (Ph. Eur. 2.2.6): 1,357 bis 1,358.
Herstellung: 40,2 g Ethanol 96 % werden mit Ger. Wasser zu 100,0 g verdünnt.

Ethanol 40 Prozent (V/V), entsprechend 33,3 Prozent (*m/m*).
Grenzkonzentrationen: 39,5 bis 40,5 Prozent (V/V); 32,9 bis 33,7 Prozent (*m/m*).
Relative Dichte (Ph. Eur. 2.2.5): 0,949–0,951; *Dichte:* 0,947–0,949 g/mL.
Brechungsindex (Ph. Eur. 2.2.6): 1,355 bis 1,356.
Herstellung: 35,5 g Ethanol 96 % werden mit Ger. Wasser zu 100,0 g verdünnt.

Ethanol 30 Prozent (V/V), entsprechend 24,6 Prozent (*m/m*).
Grenzkonzentrationen: 29,6 bis 30,4 Prozent (V/V); 24,3 bis 25,8 Prozent (*m/m*).
Relative Dichte (Ph. Eur. 2.2.5): 0,963–0,965; *Dichte:* 0,961–0,963 g/mL.
Brechungsindex (Ph. Eur. 2.2.6): 1,350 bis 1,351.
Herstellung: 26,2 g Ethanol 96 % werden mit Ger. Wasser zu 100,0 g verdünnt.

Ethanol 25 Prozent (V/V), entsprechend 20,4 Prozent (*m/m*).
Grenzkonzentrationen: 24,7 bis 25,3 Prozent (V/V); 20,1 bis 20,6 Prozent (*m/m*).
Relative Dichte (Ph. Eur. 2.2.5): 0,969–0,971; *Dichte:* 0,967–0,969 g/mL.
Brechungsindex (Ph. Eur. 2.2.6): 1,347 bis 1,348.
Herstellung: 21,7 g Ethanol 96 % werden mit Ger. Wasser zu 100,0 g verdünnt.

Ethanol 20 Prozent (V/V), entsprechend 16,2 Prozent (*m/m*).
Grenzkonzentrationen: 19,8 bis 20,2 Prozent (V/V); 16,0 bis 16,4 Prozent (*m/m*).
Relative Dichte (Ph. Eur. 2.2.5): 0,974–0,976; *Dichte:* 0,972–0,974 g/mL.
Brechungsindex (Ph. Eur. 2.2.6): 1,344 bis 1,345.
Herstellung: 17,3 g Ethanol 96 % werden mit Ger. Wasser zu 100,0 g verdünnt.

Korrekturfaktoren K_n für die Änderung des Brechungsindexes pro °C sind in der DAC-Anlage O gelistet.

2-Propanol-Wasser-Gemische DAC

2-Propanol 90 Prozent (*V/V*)

Grenzkonzentrationen: 88,0 bis 92,0 Prozent (*V/V*).

Relative Dichte (Ph. Eur. 2.2.5): 0,813–0,825; *Dichte:* 0,812–0,824 g/mL.

Brechungsindex (Ph. Eur. 2.2.6): 1,377 bis 1,379.

Herstellung: 86,6 g 2-Propanol werden mit Gereinigtem Wasser zu 100,0 g verdünnt.

2-Propanol 80 Prozent (*V/V*)

Grenzkonzentrationen: 78,0 bis 82,0 Prozent (*V/V*).

Relative Dichte (Ph. Eur. 2.2.5): 0,844–0,855; *Dichte:* 0,842–0,853 g/mL.

Brechungsindex (Ph. Eur. 2.2.6): 1,375 bis 1,376.

Herstellung: 74,4 g 2-Propanol werden mit Gereinigtem Wasser zu 100,0 g verdünnt.

2-Propanol 70 Prozent (*V/V*)

Grenzkonzentrationen: 68,0 bis 72,0 Prozent (*V/V*).

Relative Dichte (Ph. Eur. 2.2.5): 0,871–0,882; *Dichte:* 0,869–0,880 g/mL.

Brechungsindex (Ph. Eur. 2.2.6): 1,371 bis 1,374.

Herstellung: 63,1 g 2-Propanol werden mit Gereinigtem Wasser zu 100,0 g verdünnt.

2-Propanol 60 Prozent (*V/V*)

Grenzkonzentrationen: 58,0 bis 62,0 Prozent (*V/V*).

Relative Dichte (Ph. Eur. 2.2.5): 0,897–0,910; *Dichte:* 0,895–0,908 g/mL.

Brechungsindex (Ph. Eur. 2.2.6): 1,368 bis 1,370.

Herstellung: 52,6 g 2-Propanol werden mit Gereinigtem Wasser zu 100,0 g verdünnt.

2-Propanol 50 Prozent (*V/V*)

Grenzkonzentrationen: 48,0 bis 52,0 Prozent (*V/V*).

Relative Dichte (Ph. Eur. 2.2.5): 0,922–0,932; *Dichte:* 0,920–0,930 g/mL.

Brechungsindex (Ph. Eur. 2.2.6): 1,363 bis 1,367.

Herstellung: 42,3 g 2-Propanol werden mit Gereinigtem Wasser zu 100,0 g verdünnt.

2-Propanol 40 Prozent (*V/V*)

Grenzkonzentrationen: 38,0 bis 42,0 Prozent (*V/V*).

Relative Dichte (Ph. Eur. 2.2.5): 0,944–0,951; *Dichte:* 0,942–0,949 g/mL.

Brechungsindex (Ph. Eur. 2.2.6): 1,359 bis 1,362.

Herstellung: 33,0 g 2-Propanol werden mit Gereinigtem Wasser zu 100,0 g verdünnt.

2-Propanol 30 Prozent (*V/V*)

Grenzkonzentrationen: 28,0 bis 32,0 Prozent (*V/V*).

Relative Dichte (Ph. Eur. 2.2.5): 0,961–0,967; *Dichte:* 0,959–0,965 g/mL.

Brechungsindex (Ph. Eur. 2.2.6): 1,353 bis 1,356.

Herstellung: 24,5 g 2-Propanol werden mit Gereinigtem Wasser zu 100,0 g verdünnt.

2-Propanol 20 Prozent (*V/V*)

Grenzkonzentrationen: 18,0 bis 22,0 Prozent (*V/V*).

Relative Dichte (Ph. Eur. 2.2.5): 0,975–0,979; *Dichte:* 0,973–0,977 g/mL.

Brechungsindex (Ph. Eur. 2.2.6): 1,345 bis 1,349.

Herstellung: 16,3 g 2-Propanol werden mit Gereinigtem Wasser zu 100,0 g verdünnt.

2-Propanol 10 Prozent (*V/V*)

Grenzkonzentrationen: 8,0 bis 12,0 Prozent (*V/V*).

Relative Dichte (Ph. Eur. 2.2.5): 0,986–0,989; *Dichte:* 0,984–0,987 g/mL.

Brechungsindex (Ph. Eur. 2.2.6): 1,338 bis 1,341.

Herstellung: 8,1 g 2-Propanol werden mit Gereinigtem Wasser zu 100,0 g verdünnt.

Die 2-Propanoltabelle befindet sich in der DAC-Anlage L in DAC/NRF.

Korrekturfaktoren K_n für die Änderung des Brechungsindexes pro °C sind in der DAC-Anlage O gelistet.

Lipide in wässrig-alkoholischer Lösung

Die Grafiken geben Aufschluss darüber, bis zu welchem prozentualen Anteil sich eine Auswahl unterschiedlich polarer Lipide mit Paraffin-, Ester-, Fettalkohol- und Triacylglycerol-Struktur bei Raumtemperatur klar in Ethanol-Wasser- bzw. in 2-Propanol-

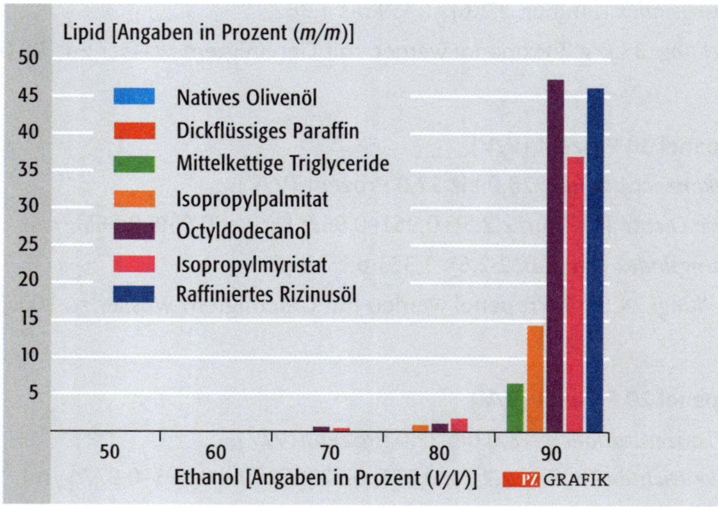

Säulendiagramm mit den Mengen flüssiger Lipide, die sich jeweils in unterschiedlich konzentrierte Ethanol-Wasser-Gemische einarbeiten lassen.

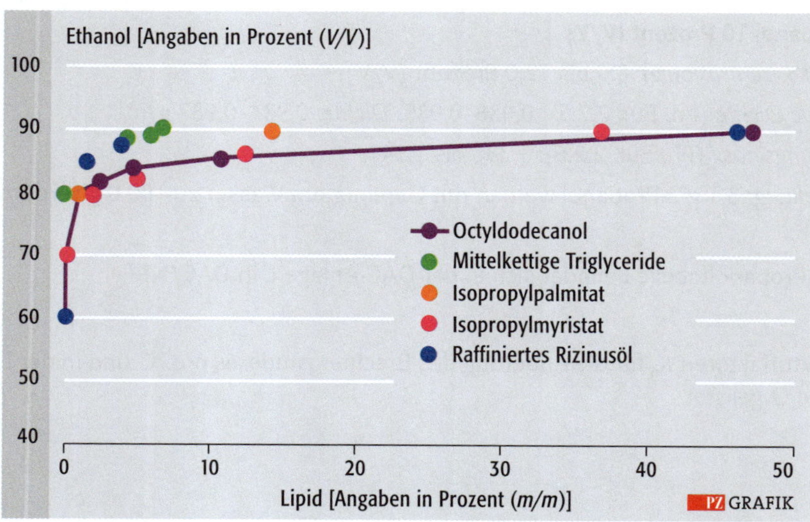

Konzentration des Ethanol-Wasser-Gemisches zur Aufnahme vorgegebener Anteile für fünf rezepturübliche flüssige Lipide mit Kurvendiagramm für Octyldodecanol. Oberhalb der Kurve liegt jeweils eine einphasige Mischung vor.

Wasser-Gemische einarbeiten lässt (Anteil bezogen auf den lipidhaltigen Haut- bzw. Kopfhautspiritus).

Daten aus: Hanke, T., Reimann, H., Pharm. Ztg. 157 (2012) 4418–4421.

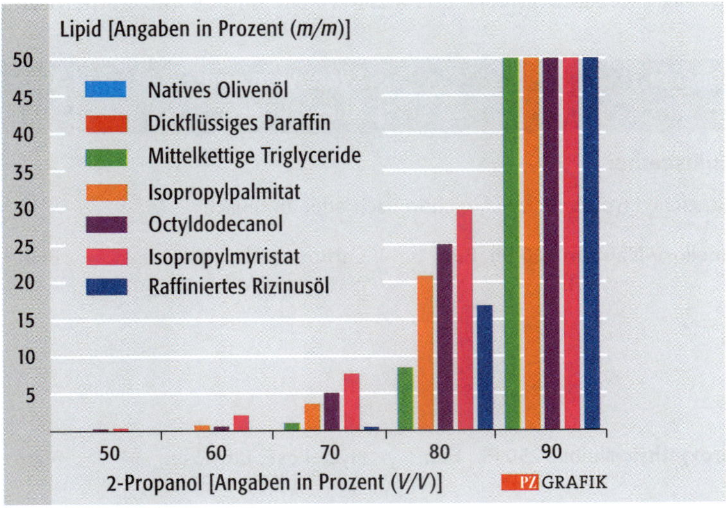

Säulendiagramm mit den Mengen flüssiger Lipide, die sich jeweils in unterschiedlich konzentrierte 2-Propanol-Wasser-Gemische einarbeiten lassen.

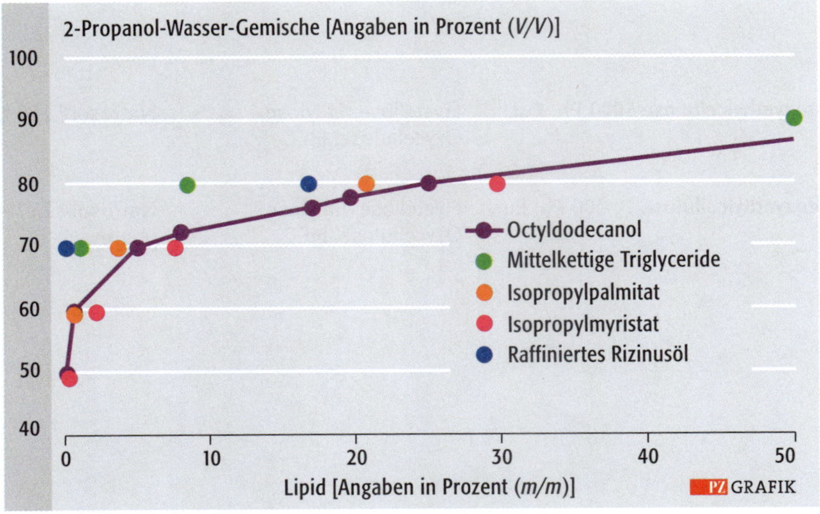

Konzentration des 2-Propanol-Wasser-Gemisches zur Aufnahme vorgegebener Anteile für fünf rezepturübliche flüssige Lipide mit Kurvendiagramm für Octyldodecanol. Oberhalb der Kurve liegt jeweils eine einphasige Mischung vor.

Hydrogelbildner

Hydrogele sind einphasige, fettfreie Systeme. Sie bestehen überwiegend aus Wasser, Glycerol oder Propylenglycol oder aus Alkohol-Wasser-Mischungen und dem quellfähigen organischen oder anorganischen Gelbildner. Die unterschiedlichen Typen der pharmazeutisch verwendeten Gelbildner haben spezifische Eigenschaften, die sie für spezielle Rezepturzwecke qualifizieren. Die den Celluloseethern und Carbomeren

Gelbildner	Synonyme und Abkürzungen	Warenzeichen
Celluloseether Organische Hydrogelbildner, nichtionisch oder anionisch		
Carmellose-Natrium 600 Ph. Eur.	Carboxymethylcellulose-Natrium, CMC-Natrium	Blanose® 7 MF
Hydroxyethylcellulose 250 Ph. Eur.	Hyetellose, Ethylose, Oxycellulose, HEC	Natrosol® 250 G pharm
Hydroxyethylcellulose 5000 Ph. Eur.	Hyetellose, Ethylose, Oxycellulose, HEC	Natrosol® 250 M pharm
Hydroxyethylcellulose 10 000 Ph. Eur.	Hyetellose, Ethylose, Oxycellulose, HEC	Natrosol® 250 HX pharm

nachgestellte Zahl gibt die Nominalviskosität gemäß Arzneibuchmonographie in mPa · s an. Synonyme und Warenzeichen sowie Eigenschaften und Anwendungsbeispiele sollen Auswahl und Zuordnung der am häufigsten eingesetzten Gelbildnertypen in der Rezepturpraxis erleichtern.

Charakteristika	Verwendungsbeispiele
• anionisch • säureempfindlich • inkompatibel mit kationischen Substanzen • toleriert nur geringe Alkoholkonzentrationen • viskose Lösung: 0,5–2 % • Gelbildung ≥ 5 % • Nominalviskosität z. T. unterschiedlich angegeben	Oralia, Mund- und Rachentherapeutika Viskose Morphinhydrochlorid-Lösung (NRF 2.4.), Carmellose-Natrium-Gel DAB
• nichtionisch • wasserdampfsterilisierbar • Viskositätsreduktion beim Autoklavieren (zu sterilisierende Zubereitungen etwas stärker zu verdicken) • Herstellung weitgehend pH-unabhängig • kompatibel mit Alkoholkonzentrationen bis etwa 20 % • inkompatibel mit bestimmten phenolischen Wirkstoffen (u. a. Tannin) und phenolischen Konservierungstoffen (u. a. Chlorocresol) • < 8 % viskose Lösung, ≥ 8 % Hydrogel	Dermatika, Rektalia, Vaginalia, Oralia, Mund- und Rachentherapeutika, Nasalia, Ophthalmika NRF-Vorschriften: 7.15./ 8.3./11.24./11.88./11.132./ 21.4./25.3./29.1./29.4./ Viskose Grundlösung DAC (NRF S.20.)
• mäßig verdickender Gelbildner mit langer Quellzeit • Gelbildung ≥ 3,5 % • ansonsten s. Hydroxyethylcellulose 250	als Ersatz für Hydroxyethylcellulose 250
• stark verdickender Gelbildner mit sehr langer Quellzeit • Gelbildung ≥ 2,5 % • ansonsten s. Hydroxyethylcellulose 250	NRF-Vorschriften: 5.6./ 10.6./10.7./11.131./17.6./ 26.5./34.2./Grundlage für Suspensionen zum Einnehmen (NRF S.52.); Hydroxyethylcellulosegel DAB

Gelbildner	Synonyme und Abkürzungen	Warenzeichen
Celluloseether Organische Hydrogelbildner, nichtionisch oder anionisch		
Hydroxypropylcellulose 400 Ph. Eur.	Hyprolose, HPC	Klucel® GF
Hypromellose 4000 Ph. Eur.	Methylhydroxypropylcellulose, MHPC, Hydroxypropylmethylcellulose	Methocel® E4M
Methylcellulose 400 Ph. Eur.	MC	Metolose® SM 400, Methocel® A4C Prem
Poloxamere Nichtionisch, tensidartige Polymere, bilden mit Wasser und Polyolen klare, sehr gut haut- und schleimhautverträgliche Tensidgele, werden durch dreistellige Ziffernfolge charakterisiert: letzte Ziffer mit Faktor 10 multipliziert gibt etwa den relativen Massenanteil der Ethylenoxideinheiten in Prozent an, die voranstehenden Ziffern codieren die relative Molekülmasse des Polypropylenglycol-Blockes, thermoreversible Sol-Gel-Umwandlung: bei tiefen Temperaturen Viskositätsminimum, bei allmählicher Erwärmung Gelbildung		
Poloxamer Typ 407 Ph. Eur.	–	Kolliphor® P 407

Charakteristika	Verwendungsbeispiele
• nichtionisch • inkompatibel mit phenolischen Wirkstoffen und phenolischen Konservierungstoffen • Gelbildung ≥ 5 % • Hitze- und Salzkoagulation • sehr lange Quellzeit	alkoholische, acetonische oder DMSO-haltige Gele, Schleime
• nichtionisch • kompatibel mit Alkoholkonzentrationen bis etwa 50 % • Nominalviskosität z. T. unterschiedlich angegeben • Gelbildung ≥ 3,5 % • Hitze- und Salzkoagulation	Dermatika, Rektalia, Vaginalia, Oralia, Mund- und Rachentherapeutika Misoprostol-Verreibung DAC, NRF-Vorschriften: 7.9./7.10./7.11./11.54./11.84./19.6./Hypromellose-Haftpaste 40 % (NRF S.42.)
• nichtionisch • kompatibel mit Alkoholkonzentrationen bis etwa 20 % • inkompatibel mit phenolischen Wirkstoffen und phenolischen Konservierungstoffen • bildet leicht opake Gele aus • Gelbildung ≥ 5 % • Hitze- und Salzkoagulation • sehr lange Quellzeit	Dermatika, Rektalia, Vaginalia, Oralia
• dampfsterilisierbar • HLB 18–23 • pH-neutral • mittlere relative Molekülmasse um 10 000	Dermatika, Anwendung auf Wunden, Mundhöhle Metronidazol-Dentalgel 25 % (NRF 27.6.), Thermogel (NRF S.51.)

Gelbildner	Synonyme und Abkürzungen	Warenzeichen
Carbomere		
Anionisch, elektrolytempfindlich, säure- und basenempfindlich (Dissoziationsgrad), wässrige und wässrig-alkoholische Gele, inkompatibel mit bestimmten kationischen Wirk- und Hilfsstoffen, 0,5–2 % transparente, klare Gele, kaum Rückstand auf der Haut, Neutralisationsbasen (z. B. Trometamol) notwendig, höchste Viskosität bereits vor vollständiger Neutralisation, beständige Gele im pH-Bereich 5–10, bei gleichem Carbomer-Neutralisationsbasen-Verhältnis kann Carbomer 50 000 gegen die etwa doppelte Menge Carbomer 35 000 ausgetauscht werden.		
Carbomer 35 000 Ph. Eur.	Polyacrylsäure	Carbopol® 974 P
Carbomer 50 000 Ph. Eur.	Polyacrylsäure	Carbopol® 980

Charakteristika	Verwendungsbeispiele
siehe Carbomere	Dermatika, Rektalia, Vaginalia, Oralia, Mund- und Rachentherapeutika, Ophthalmika NRF-Vorschriften: 11.117./ 11.124./Carbomergel pH 5 /pH 6,5 (NRF S.43.)
siehe Carbomere	Dermatika, aber **nicht** zur Einnahme und für Schleimhautkontakt bestimmt NRF-Vorschriften: 2.6./11.65./11.87./11.117.; Wasserhaltiges Carbomergel DAB, 2-Propanolhaltiges Carbomergel DAB

Gelbildner	Synonyme und Abkürzungen	Warenzeichen
Sonstige Gelbildner		
Arabisches Gummi Ph. Eur.	–	–
Tragant Ph. Eur.	–	–
Bentonit Ph. Eur.	Quellton, Mineral soap	–

Charakteristika	Verwendungsbeispiele
• anionisch • Emulgatoreigenschaft: O/W • viskose, nicht gelierende, wässrige Lösungen • mit kaltem Wasser anreiben, Quellzeit etwa 3 h • hohe mikrobielle Verunreinigung möglich (Prüfzertifikat)	zur Stabilisierung von Suspensionen vor allem zur oralen Anwendung, Bindemittel für die Granulierung
• anionisch • nur teilweise in Wasser löslich • bestehend aus überwiegend proteinhaltigen sauren Polysacchariden • kann allergische Reaktionen auslösen • hohe mikrobielle Verunreinigung möglich (Prüfzertifikat) • hochviskose strukturviskose wässrige Zubereitung bei 0,6–2 % • Autoklavieren führt zu reduzierter Viskosität	zur Viskositätserhöhung von Suspensionen zum Einnehmen Naproxen-Suspension 50 mg/mL (NRF 2.5.), Hydrochlorothiazid-Suspension 2 mg/mL (NRF 26.4.)
• anorganischer Gelbildner: 10–15 % • quellbar in Wasser • Ausquellzeit: etwa 24 h • Suspensionsstabilisator: 0,5–3 % • Bentonit-Suspensionen ohne weitere Zuätze haben pH-Werte im Bereich 9,5–10,5 und verlieren ihre rheologischen Eigenschaften erst unterhalb etwa pH 6 • unverträglich mit bestimmten Elektrolyten und kationischen Wirkstoffen • Ausfällung im Sauren	Suspensionsstabilisator für Schüttelmixturen und Pasten, Bestandteil von Zahnpasten und Lichtschutzpigment-Zubereitungen Ammoniumbituminosulfonat-Zinkoxidschüttelmixtur 2,5 % / 5 % / 10 % (NRF 11.2.), Kohle-Suspension 150 mg/mL (NRF 19.5.)

Literatur: Bracher, F. et al. (Hrsg.), Arzneibuch-Kommentar. Wissenschaftliche Erläuterungen zum Europäischen und Deutschen Arzneibuch, Wissenschaftliche Verlagsgesellschaft, Stuttgart/ Govi – ein Imprint der Avoxa Mediengruppe, Eschborn • Garbe, C., Reimann, H., Dermatologische Rezepturen, 3. Auflage, Georg Thieme Verlag in Kooperation mit Govi-Verlag, Stuttgart 2017 • Schmidt, P. C., Lang, S., Pharmazeutische Hilfsstoffe, Govi-Verlag, Eschborn 2020 • Thoma, K., Daniels, R., Apothekenrezeptur und -defektur, 9. Aktualisierungslieferung 2021, Deutscher Apotheker Verlag, Stuttgart • Sheskey, P. J., Cook, W., Cable, C. G., Handbook of pharmaceutical excipients, 8th Ed., American Pharmacists Association/Royal Pharmaceutical Society of Great Britain, Pharmaceutical Press, London, Washington 2017

Tenside – Emulgatoren und Solubilisatoren

Die Tabelle gibt eine Auswahl rezepturüblicher Tenside. Warenzeichen, Eigenschaften und Verwendungsbeispiele sollen Auswahl und Zuordnung der am häufigsten eingesetz-

Anionische Tenside	Warenzeichen
Emulgatorkomplexe	
Emulgierender Cetylstearylalkohol (Typ A) Ph. Eur.	Lanette® N
Emulgierendes Glycerolmonostearat (Typ II, 32/36, Kalium) DAC	Tegin®
Sulfate und Ethersulfate	
Natriumdodecylsulfat Ph. Eur.	Texapon® K 12
Natriumlaurylethersulfat-Lösung 27 Prozent DAC	Texapon® NSO UP

Nichtionische Tenside	Warenzeichen
Emulgatorkomplexe	
Nichtionische emulgierende Alkohole DAC	Rofetan® NS
Nichtionischer emulgierender Cetylstearylalkohol (Cetomacrogol Emulsifying Wax BP)	Emulgade® 1000 Ni

ten Typen bei Rezepturarzneimitteln erleichtern. Die HLB-Werte sind ein Maß für das Verhältnis von hydrophilen und lipophilen Gruppen in dem Tensidmolekül.

Charakteristika	Verwendungsbeispiele
• O/W-Emulgator • Emulgatormischung aus mindestens 7 % Cetylstearylsulfat-Natrium (HLB etwa 37) und Cetylstearylalkohol	NRF-Vorschriften: 11.49./11.71./11.86./ 11.105./11.135./Anionische hydrophile Creme SR DAC (NRF S.27.)/Waschgelgrundlage (NRF S.37.)/Wasserhaltiges Liniment SR DAC (NRF S.40.); Anionische hydrophile Creme DAB, Hydrophile Salbe DAB, Lanette®-Salbe
• Mischung von Glycerolmonostearat 70 und Kaliumstearat (HLB etwa 12)	Stearatcremes
• O/W-Emulgator • HLB etwa 40 • leicht löslich in Wasser	Netzmittel, Emulgator NRF-Vorschriften: 11.52./11.139./Abwaschbare Salbengrundlage DAC (NRF S.31.)/Waschgelgrundlage (NRF S.37.)
• klare, gelbe, viskose Flüssigkeit • mit Wasser und Ethanol 96 % mischbar	Basistensid zur Herstellung von Haarshampoos und Waschlösungen Viskose Tensidlösung mit Steinkohlenteerspiritus (NRF 11.143.)

Charakteristika	Verwendungsbeispiele
• O/W-Emulgator • Emulgatormischung aus Cetylstearylalkohol, Macrogol-80-cetylstearylether und Glycerolmonostearat 40–55 (Typ I)	NRF-Vorschriften: 11.91./11.106./11.107./ 11.108./11.109./Nichtionische hydrophile Creme SR DAC (NRF S.26.)/Nichtionisches wasserhaltiges Liniment SR DAC (NRF S.39.)
• Emulgatormischung 4+1 aus Cetylstearylalkohol mit Macrogol-20-cetylstearylether	Harnstoff-Cetomacrogolsalbe 10 % (NRF 11.73.)

Nichtionische Tenside	Warenzeichen
Macrogol-Fettsäureester	
Macrogol-8-stearat (Typ I) Ph. Eur.	Simulsol® M 45 PHA, Cremophor® S
Macrogol-Glyceride	
Macrogol-40-glycerolhydroxystearat Ph. Eur.	Cremophor® RH 40
Macrogol-7-glycerolhydroxystearat Ph. Eur.	Croduret® 7-LQ-(MV), Arlacel® 989
Macrogol-20-glycerolmonostearat Ph. Eur.	Tagat® S2
Macrogol-35-glycerolricinoleat Ph. Eur.	Kolliphor® EL, Cremophor® EL
Macrogol-Alkylether	
Macrogol-4-laurylether Ph. Eur.	Mulsifan® CPA
Macrogol-9-laurylether Ph. Eur.	–

Charakteristika	Verwendungsbeispiele
• O/W-Emulgator • HLB 11,1	NRF-Vorschriften: 11.47./11.72./11.90./25.6./Hydrophile Basisemulsion DAC (NRF S.25.)
• O/W-Emulgator • HLB 14–16 • 40 Ethylenoxid-Einheiten • weiße bis hellgelbe, pastöse Masse • flüssig bei etwa 30 °C	Solubilisierung schwer wasserlöslicher Substanzen (ätherische Öle, fettlösliche Vitamine) in wässrig-alkoholischen oder wässrigen Lösungen NRF-Vorschriften: 7.2./7.12./7.14./11.121./29.1./Pfefferminz-Farbmittel-Konzentrat „Blau" (NRF S.21.)
• W/O-Emulgator • HLB 4,5 • 7 Ethylenoxid-Einheiten	–
• O/W-Emulgator • HLB 15 • hellgelbe, ölige Flüssigkeit • in Wasser ab 40 °C mischbar	NRF-Vorschriften: 2.6./5.7./5.9./5.10./11.28./11.35./11.36./11.37./11.38./11.76./11.77./11.79./11.96./11.100./11.116./11.118./11.125./11.136./11.138./11.144./11.145./Basiscreme DAC
• O/W-Emulgator • HLB 12–14 • hellgelbe, > 26 °C klare, ölige Flüssigkeit • in Wasser löslich	Solubilisator für Wirkstoffe in Parenteralia Miconazol-Lösung 5 mg/mL (NRF 16.6.)
• O/W-Emulgator • HLB etwa 9,7 • mischbar mit Ölen • 4 Ethylenoxid-Einheiten	Haarwaschkonzentrat, Badeöle, Kopföle Emulgator in Salben, Cremes und als Solubilisator für Öle NRF-Vorschriften: 11.85./11.140.
• O/W-Emulgator • HLB 14 • teilweise mischbar mit Ölen • in Wasser löslich • 9 Ethylenoxid-Einheiten • Substanz höherer Reinheit ist der Wirkstoff Lauromacrogol 400	Solubilisator und Emulgator

Nichtionische Tenside	Warenzeichen
Macrogol-Sorbitanfettsäureester O/W-Emulgatoren, Mischungen von Partialestern des Sorbitans und seiner Anhydride mit Fettsäuren, die mit 20 mol Polyoxyethylen-Einheiten pro mol Sorbitan copolymerisiert sind, nachgestellte Zahl in der Bezeichnung Polysorbat weist auf die in höchster Konzentration vorliegende Fettsäure hin, in Wasser löslich oder dispergierbar	
Polysorbat 20 Ph. Eur.	Tween® 20
Polysorbat 60 Ph. Eur.	Tween® 60
Polysorbat 80 Ph. Eur.	Tween® 80
Fettalkohole und Sterole W/O-Emulgatoren, in Wasser nicht lösliche jedoch dispergierbare Tenside	
Cetylalkohol Ph. Eur.	Lanette® C
Cetylstearylalkohol Ph. Eur.	Lanette® O
Cholesterol Ph. Eur.	–
Wollwachsalkohole Ph. Eur.	–

Charakteristika	Verwendungsbeispiele
• HLB 16,7 • gelb-bräunliche Flüssigkeit • hauptsächlich Laurinsäureester	Netzmittel zum Anreiben von Wirkstoffen
• HLB 14,9 • gelblich, braune salbenartige Flüssigkeit • hauptsächlich Stearinsäureester	NRF-Vorschriften: 11.15./11.46.; Nichtionische hydrophile Creme DAB
• HLB 15 • gelbe Flüssigkeit • hauptsächlich Ölsäureester	Netzmittel, Solubilisator, Tensid in Badeölen, Steinkohlenteerspiritus DAC
• Smp. 46–52 °C • schwache Emulgatoreigenschaft	Konsistenzgeber in Salben; Bestandteil von Komplexemulgatoren für O/W-Emulsionen NRF-Vorschriften: 2.6./5.7./5.9./5.10./11.28./11.35./11.36./11.37./11.38./11.76./11.77./11.79./11.96./11.100./11.116./11.118./11.125./11.136./11.138./11.144./11.145./Basiscreme DAC
• gleiche Teile Cetyl- und Stearylalkohol • schwache Emulgatoreigenschaft	Bestandteil von Emulgierendem Cetylstearylalkohol (Typ A) und (Typ B) sowie Nichtionischem Cetylstearylalkohol und Nichtionischen Alkoholen NRF-Vorschriften: 1.2./11.12./11.15./11.29./11.73./11.74./11.75./11.91./11.106./11.107./11.108./11.109./11.135./Anionische hydrophile Creme SR DAC (NRF S.27.)/Nichtionische hydrophile Creme SR DAC (NRF S.26.)/Nichtionisches wasserhaltiges Liniment DAC (NRF S.39.); Nichtionische hydrophile Creme DAB, Wollwachsalkoholsalbe DAB
• sehr gutes Wasseraufnahmevermögen • Einarbeitung bei deutlich > 100 °C • Smp. 148,5 °C	Emulgierende Augensalbe DAC (NRF S.48.); Cholesterol-Vaselin-Cremes
• W/O-Emulgator • eingeschränktes Emulgiervermögen	NRF-Vorschriften: 1.2./11.12./11.29./11.74./11.75./Wollwachsalkoholsalben SR DAC; Wollwachsalkoholsalbe DAB

Nichtionische Tenside	Warenzeichen
Glycerol- und Sorbitanfettsäurepartialester W/O-Emulgatoren, Mischungen von partiellen Fettsäureestern des Sorbitans und seiner Anhydride mit Fettsäuren, in Wasser nicht lösliche jedoch dispergierbare Tenside	
Glycerolmonostearat 40–50 % Ph. Eur.	–
Glycerolmonostearat 60 % DAC	Tegin® M
Sorbitanmonolaurat Ph. Eur.	Span® 20, Arlacel® 20
Sorbitanmonooleat Ph. Eur.	Span® 80, Arlacel® 80
Sorbitanmonostearat (Typ I) Ph. Eur.	Span® 60, Arlacel® 60
Sorbitansesquioleat Ph. Eur.	Arlacel® 83
Sorbitantrioleat Ph. Eur.	Span® 85 V, Arlacel® 85
Sorbitan- und Glycerolmonooleat DAC	Rofetan® W/O Emulgator
Sonstige Emulgatoren, Tenside, Solubilisatoren	
Poloxamer Typ 407 Ph. Eur.	Kolliphor® P 407
Entöltes Sojalecithin DAB	–

Charakteristika	Verwendungsbeispiele
• HLB 3,8 • nicht selbstemulgierend	Kühlsalbe DAB 7
• HLB 3,8 • Co-Emulgator für O/W-Emulsionen und Cremes	NRF-Vorschriften: 2.6./5.7./5.9./5.10./ 11.28./11.35./11.36./11.37./11.38./11.76./ 11.77./11.79./11.96./11.100./11.116./ 11.118./11.125./11.136./11.138./11.144./ 11.145./Basiscreme DAC
• HLB 8,6	–
• HLB 4,3	–
• HLB 4,7	NRF-Vorschriften: 11.47./11.52./11.72./11.90./Hydrophile Basisemulsion (NRF S.25.)/Abwaschbare Salbengrundlage DAC (NRF S.31.)
• HLB 3,7	–
• HLB 1,8	eher Lipidkomponente als Emulgator
• HLB etwa 4 • 70 Teile Sorbitanmonooleat und 30 Teile Glycerolmonooleat 60 • bräunlich gelbe, viskose Flüssigkeit	Wollwachsalkoholsalben SR DAC/ Wollwachsalkoholcreme SR DAC ggf. in NRF-Vorschriften 11.74. und 11.75.
• dampfsterilisierbar • HLB 18–23 • pH-neutral • mittlere relative Molekülmasse um 10 000 • Poloxamere zeigen thermoreversibles Verhalten, s. Seite 58	Dermatika, Anwendung auf Wunden, Mundhöhle Metronidazol-Dentalgel 25 % (NRF 27.6.)/Thermogel (NRF S.51.) auch als Hydrogelbildner
• HLB 8 • O/W- und W/O-Emulgator (amphoter) • braune bis hellgelbe Masse • Hydrolyse durch Esterasen • oxidationsempfindlich • Zersetzung unter extremen pH-Verhältnissen	Emulgator für Cremes, Dispersionsmittel für Zäpfchen, Herstellung von Liposomen

Nichtionische Tenside	Warenzeichen
Sonstige Emulgatoren, Tensiden, Solubilisatoren	
Triglyceroldiisostearat Ph. Eur.	Lameform® TGI, Plurol® Diisostearique
Wollwachs Ph. Eur.	–

Charakteristika	Verwendungsbeispiele
• HLB 4,5 • W/O-Emulgator • flüssiger Ester der Isostearinsäure mit den terminalen Hydroxygruppen des Triglycerol	NRF-Vorschriften: 11.119./11.120./ 11.122./11.123./11.129./11.146./ Hydrophobe Basiscreme DAC (NRF S.41.)/Emulgierendes hydrophobes Basisgel DAC
• W/O-Emulgator	NRF-Vorschriften: 11.30./11.57./Weiche Creme DAC; Lanolin DAB, Weiche Zinkpaste DRF

Literatur: Bracher, F. et al. (Hrsg.), Arzneibuch-Kommentar. Wissenschaftliche Erläuterungen zum Europäischen und Deutschen Arzneibuch, Wissenschaftliche Verlagsgesellschaft, Stuttgart/Govi – ein Imprint der Avoxa Mediengruppe, Eschborn • Thoma, K., Daniels, R., Apothekenrezeptur und -defektur, 9. Aktualisierungslieferung 2021, Deutscher Apotheker Verlag, Stuttgart • Schmidt, P. C., Lang, S., Pharmazeutische Hilfsstoffe, Govi-Verlag, Eschborn 2020

pH-Korrigenzien

pH-Korrigenzien sind pH-aktive Hilfsstoffe, mit denen sich je nach spezifischer Reaktion pH-Werte vom stark Sauren bis zum Alkalischen in Pharmazeutischen Zubereitungen einstellen lassen.
Auswahlkriterien für pH-Korrigenzien sind vor allem

- die Eignung für die Darreichungsform (Natriumtetraborat-Decahydrat nur für Augentropfen),
- die durch Molekülmasse und Azidität bestimmte Effizienz und
- die Pufferkapazität.

Sie werden so ausgewählt, dass nicht zu hohe Konzentrationen erforderlich sind, bei niedrigen Mengen werden oft Verdünnungen (Stammlösungen) verwendet.

In der Nähe der pK_a-Werte besteht die Pufferwirkung, diese lässt etwa zwei pH-Einheiten ober- und unterhalb stark nach. Aus der Lage der pK_a-Werte in Relation zum eingestellten pH-Wert lässt sich erkennen, in welche Richtung die Substanz vorwiegend puffert: bei $pH < pK_a$ gegen basische Einflüsse. Nicht in jedem Falle ist die Pufferwirkung unter physiologischen Gesichtspunkten erwünscht (nicht bei stark sauren Lösungen zum Einnehmen, sauren Augen- oder Nasentropfen).

In Anwesenheit pH-aktiver Wirkstoffe bzw. anderer Hilfsstoffe üben auch diese erstens selbst eine Pufferwirkung aus, sodass dann oft stärkere pH-Korrigenzien zu verwenden sind.

Zweitens lässt sich die tatsächliche Reaktion der Zubereitung kaum noch genau vorhersehen, sodass die pH-Einstellung durch Inprozessprüfung zu verfolgen ist. Bei

Stoff/Zubereitung	Charakteristik
Salzsäure	**pK_a: –6**
Salzsäure 1 % (NRF S.46.)	HCl, M_r: 35,5, Lösung; sehr stark saure Reaktion (unverdünnt pH 0,8)
Phosphorsäure	**pK_{a1}: 2,1, pK_{a2}: 7,1, pK_{a3}: 12,3**
Phosphorsäure 85 % Ph. Eur.	H_3PO_4, M_r: 98,0, Lösung; stark saure Reaktion
Natriumdihydrogenphosphat (wasserfrei)	NaH_2PO_4, M_r: 120,0, Pulver; saure Reaktion
Natriumdihydrogenphosphat-Monohydrat	$NaH_2PO_4 \cdot 1H_2O$, M_r: 138,0, Pulver; saure Reaktion
Natriumdihydrogenphosphat-Dihydrat Ph. Eur.	$NaH_2PO_4 \cdot 2H_2O$, M_r: 156,0, Pulver; saure Reaktion
Natriummonohydrogenphosphat Ph. Eur. (wasserfrei)	Na_2HPO_4, M_r: 142,0, Pulver; basische Reaktion

Emulsionen und Cremes ist dies mit Farbindikator-Papier oder -Stäbchen in der Regel nicht zuverlässig möglich.

Bei schwachen, näherungsweise auch bei mittelstarken Säuren und Basen (also nicht Chlorwasserstoff oder Natriumhydroxid) kann der pH-Wert, der sich in Abwesenheit jeglicher anderer pH-aktiver Substanzen einstellt, aus der durch den pK_a-Wert charakterisierten Azidität des pH-Korrigens und seiner molaren Konzentration c geschätzt werden:

bei Säuren: $$pH = \frac{(pK_a - \lg c)}{2}$$

bei Basen: $$pH = \frac{7 + (pK_a + \lg c)}{2}$$

Dabei ist zu berücksichtigen:

- Bei mehrprotonigen Säuren der niedrigste pK_a-Wert,
- Alkalisalze einprotoniger Säuren werden wie Basen berechnet,
- bei Alkalisalzen vollständig deprotonierter mehrprotoniger Säuren ist der höchste pK_a-Wert zu berücksichtigen.

Für verdünnte wässrige Lösungen kann die Dichte vernachlässigt werden: Beispielsweise wird eine 0,5-prozentige Natriumcitrat-Dihydrat-Lösung mit der Massekonzentration 5 g/L und mit der molaren Konzentration $c = 5/294{,}1$ mol/L = 0,017 mol/L angenommen. Damit lässt sich die Reaktion dieser Natriumcitrat-Lösung schätzen:

$$pH = \frac{7 + (6{,}4 + \lg 0{,}017)}{2} = 9{,}3$$

Verwendung/Beispiele/Bemerkungen

Als NRF-Stammzubereitung S.46. Zur pH-Einstellung, wenn eine stark saure Reaktion erforderlich ist (NRF 2.4.) oder wenn ein niedriger pH-Wert bei möglichst geringer Pufferkapazität eingestellt werden soll (NRF 9.3.).

Zur pH-Einstellung, wenn eine stark saure Reaktion erforderlich ist.

pH-Einstellung und Pufferung vieler Darreichungsformen über weiten pH-Bereich.
Cave Kalzifizierungsrisiko bei Anwendung am geschädigten Auge.
Siehe Natriumdihydrogenphosphat (wasserfrei).

NRF 34.1. Siehe Natriumdihydrogenphosphat (wasserfrei).

Siehe Natriumdihydrogenphosphat (wasserfrei).

Stoff/Zubereitung	Charakteristik
Natriummonohydrogenphosphat-Dihydrat Ph. Eur.	$Na_2HPO_4 \cdot 2H_2O$, M_r: 178,0, Pulver; basische Reaktion
Natriummonohydrogenphosphat-Heptahydrat DAC	$Na_2HPO_4 \cdot 7H_2O$, M_r: 268,1, Pulver; basische Reaktion
Natriummonohydrogenphosphat-Dodecahydrat Ph. Eur.	$Na_2HPO_4 \cdot 12H_2O$, M_r: 358,1, Pulver; basische Reaktion
Edetinsäure	**pK_{a1}: 2,0, pK_{a2}: 2,67, pK_{a3}: 6,16, pK_{a4}: 10,26**
Natriumedetat Ph. Eur. (Dinatriumedetat-Dihydrat)	$C_{10}H_{14}N_2Na_2O_8 \cdot 2H_2O$, M_r: 372,2, Pulver; saure Reaktion
Citronensäure	**pK_{a1}: 3,13, pK_{a2}: 4,76, pK_{a3}: 6,40**
Citronensäure Ph. Eur.	$C_6H_8O_7$, M_r: 192,1, Pulver; stark saure Reaktion
Citronensäure-Monohydrat Ph. Eur.	$C_6H_8O_7 \cdot H_2O$, M_r: 210,1, Pulver; stark saure Reaktion
Natriumcitrat Ph. Eur. (Dihydrat)	$C_6H_5Na_3O_7 \cdot 2H_2O$ (Trinatrium-citrat-Dihydrat), M_r: 294,1, Pulver; basische Reaktion
Milchsäure	**pK_a: 3,86 bzw. 4,14**
Milchsäure Ph. Eur. (90 %)	$C_3H_6O_3$, M_r: 90,08, Lösung; stark saure Reaktion
Natriumlactat-Lösung Ph. Eur. (50 %)	$NaC_3H_5O_3$, M_r: 112,06, Lösung; etwa pH-neutrale Reaktion
Essigsäure	**pK_a: 4,74**
Essigsäure 30 Prozent DAC	$C_2H_4O_2$, M_r: 60,05, Lösung, saure Reaktion
Natriumacetat-Trihydrat Ph. Eur.	$C_2H_3NaO_2 \cdot H_2O$, M_r: 136,1, Pulver; basische Reaktion
Borsäure	**pK_a: 9,24 (Orthoborsäure), pK_{a1}: 5, pK_{a2}: 9 (Tetraborsäure)**
Borsäure Ph. Eur.	Orthoborsäure, H_3BO_3, M_r: 61,83, Pulver; schwach saure Reaktion
Natriumtetraborat Ph. Eur. (Decahydrat)	Salz der Tetraborsäure, $Na_2B_4O_7 \cdot 10H_2O$, M_r: 381,3, Pulver; basische Reaktion

Verwendung/Beispiele/Bemerkungen
NRF 34.1. Siehe Natriumdihydrogenphosphat (wasserfrei).
Siehe Natriumdihydrogenphosphat (wasserfrei).
Siehe Natriumdihydrogenphosphat (wasserfrei).
Puffersubstanz, pH-Korrektur auf etwa pH 5, beispielsweise bei Clotrimazol-haltigen Externglucocorticoid-Zubereitungen. **Cave** pH-Abfall durch Komplexbildung bei Kombination mit Ca-, Mg- und Zn-Salzen.
Säuerung von Kaliumsorbat in zahlreichen NRF-Vorschriften, Säuerung von Natriumbenzoat (NRF 22.4.), Einstellung von Eosin-Dinatrium (NRF 11.94., 11.95.) und Erythromycin-Zubereitungen (NRF 11.77., 11.78., 11.138.). Neutralisation basischer Verunreinigung in Dexpanthenol (NRF S.36.), Einstellung/Pufferung zusammen mit Natriumcitrat (sog. Citratpuffer) bei Externglucocorticoid-Zubereitungen (NRF 11.37.) und Grundlagen (NRF S.37.).
Siehe Citronensäure Ph. Eur.
Gezielte Fällung bei Oxytetracyclinhydrochlorid oder Tetracyclinhydrochlorid. Einstellung/Pufferung zusammen mit Citronensäure (sog. Citratpuffer) bei Externglucocorticoid-Zubereitungen (NRF 11.37.).
Säuerung und gezielte Fällung des Ciclopirox aus dem basisch reagierenden Ciclopirox-Olamin, Salzbildung zur Löslichkeitserhöhung des Ketoconazol, in Kombination mit Natriumlactat zur Pufferung von Harnstoff-Cremes bei pH 4,2 gegen pH-Anstieg (NRF 11.71., 11.72., 11.74., 11.129.).
In Kombination mit Milchsäure zur Pufferung von Harnstoff-Cremes bei pH 4,2 gegen pH-Anstieg (NRF 11.71., 11.72., 11.74., 11.129.).
Salzbildung mit Lokalanästhetika (NRF 7.7.), pH-Einstellung in Augentropfen (NRF 15.31.).
In Kombination mit Essigsäure in Acetatpuffer.
Einprotonige Säure. Nur in Ophthalmika zulässig. Sehr geringe Pufferwirkung < pH 7.
Salz der zweiprotonigen Säure. Nur in Ophthalmika zulässig.

Stoff/Zubereitung	Charakteristik
Kohlensäure	**pK_{a1}: 6,35, pK_{a2}: 10,33**
Natriumhydrogencarbonat Ph. Eur.	$NaHCO_3$, M_r: 84,0, Pulver; basische Reaktion
Natriumcarbonat-Monohydrat Ph. Eur.	$Na_2CO_3 \cdot H_2O$, M_r: 124,0, Pulver; basische Reaktion
Natriumcarbonat-Decahydrat Ph. Eur.	$Na_2CO_3 \cdot 10H_2O$, M_r: 286,1, Pulver; basische Reaktion
Glycin	**pK_{a1}: 2,34, pK_{a2}: 9,6 (korrespondierend zur basischen Aminfunktion), pH_{iso}: 5,97**
Glycin Ph. Eur.	$C_2H_5NO_2$, M_r: 75,07, Pulver; schwach saure Reaktion
Betain	**pK_a: 1,83 (korrespondierend zur Carboxylatfunktion)**
Wasserfreies Betain	$C_5H_{11}NO_2$, M_r: 117,1, Pulver; basische Reaktion
Betain-Monohydrat DAC	$C_5H_{11}NO_2 \cdot H_2O$, M_r: 135,2, Pulver; basische Reaktion
Betainhydrochlorid DAC	$C_5H_{12}ClNO_2$, M_r: 153,6, Pulver; stark saure Reaktion
Trometamol	**pK_a: 8,2 (korrespondierend zur basischen Aminfunktion)**
Trometamol Ph. Eur.	$C_4H_{11}NO_3$, M_r: 121,14, Pulver; basische Reaktion
Natriumhydroxid	
Natriumhydroxid Ph. Eur.	NaOH, M_r: 40,0, Plätzchen; stark basische Reaktion

Verwendung/Beispiele/Bemerkungen
Risiko der pH-Erhöhung bei Verflüchtigung von Kohlenstoffdioxid.
Risiko der pH-Veränderung bei Verflüchtigung/Aufnahme von Kohlenstoffdioxid.
Risiko der pH-Veränderung bei Verflüchtigung/Aufnahme von Kohlenstoffdioxid.
Puffersubstanz.
Puffersubstanz; keine Verwendung in der Rezepturpraxis bekannt.
Puffersubstanz; keine Verwendung in der Rezepturpraxis bekannt.
Reaktionspartner für Natriumhydrogencarbonat in Brausepulver, starkes Säuerungsmittel.
pH-Einstellung in Augentropfen. Neutralisation der Carbomere (s. Seite 42) und Stearate (Pommade au stearate). Teilneutralisation von Milchsäure als Wirkstoff; Ersatz für Triethanolamin.
Zur Neutralisation der Carbomere, pH-Einstellung des stark sauer reagierenden Povidon-Iod, Salzbildung bei Natriumedetat-Lösung (NRF 27.2.). Lagerung der Lösung in Flaschen aus PP oder PE, nicht aus PET oder Glas.

Konservierung der Rezepturarzneimittel

Die Konservierung eines mikrobiell anfälligen Rezepturarzneimittels im Mehrdosenbehältnis ist die Regel. Auch während der Anwendungszeit beim Patienten muss die mikrobiologische Stabilität des Arzneimittels gewährleistet sein. Maßgeblich bei Konservierung der Rezepturarzneimittel sind vor allem:

- ausreichend hohe Konzentration und Wasserlöslichkeit des Konservierungsmittels,
- zulässige Anwendungsart für das Konservierungsmittel,

Konservierungsmittel	Charakteristik
Benzalkoniumchlorid Ph. Eur.	• Konzentrat: 50-prozentige wässrige Lösung (Ph. Eur.) • pH-Bereich: 4–8 • pH-Wirkoptimum: 7–8 • synergistischer Effekt mit Natriumedetat 0,1 %, Verarbeitung als Stammlösung (vgl. NRF S.18.) • grenzflächenaktiv • inkompatibel mit einigen anionischen Substanzen
Benzoesäure Ph. Eur.	• Feststoff • Wasserlöslichkeit 0,29 % • pH-Bereich: < 5
Natriumbenzoat Ph. Eur.	• Feststoff • in Wasser sehr leicht löslich • Wirkung durch die freie Säure; als Salz antimikrobiell nicht wirksam, deshalb bei Bedarf pH-Korrektur < 5: 2 Teile Natriumbenzoat mit 1 Teil Citronensäure (Natriumbenzoat vor pH-Korrektur bzw. vor Citronensäure lösen)
Benzylalkohol Ph. Eur.	• Flüssigkeit • Wasserlöslichkeit etwa 4 % • pH-Bereich: ≤ 8 • pH-Stabilitätsbereich: ≤ 5 • moderate Verteilung in die Lipidphase • lokalanästhetischer Effekt • oxidationsempfindlich

- Beachtung möglicher Inkompatibilitäten mit Wirkstoffen, Hilfsstoffen und Primärpackmitteln,
- Vermeidung überflüssiger Konservierung (s. Wirkstoffprofile, Seite 24).

Einschränkungen für den rezeptierbaren pH-Bereich ergeben sich deshalb vor allem aus der pH-Abhängigkeit der antimikrobiellen Wirkung, der Stabilität, der Wasserlöslichkeit und der Anwendungsart. Die genannten Bereiche berücksichtigen diese Faktoren.

Konzentration [%]	Anwendungsart/Beispiele
0,005–0,02	• Ophthalmika, Inhalanda, Nasalia, Dermatika, Otologika, Mund- und Rachentherapeutika; Rektalia und Vaginalia unüblich • **cave** Einschränkung bei Nasalia, vgl. I.13.2. in DAC/NRF • NRF-Vorschriften: 15.23./15.24./15.31.–15.34./22.6./S.18./S.57./S.58.
0,1–0,5	• Dermatika, Rektalia, Vaginalia, Oralia, Mund- und Rachentherapeutika • **cave** Pädiatrie, weil toxikologisch relevant, Ophthalmika, Nasalia, verletztes Ohr, Inhalanda
0,1–0,5	• siehe Benzoesäure • NRF-Vorschriften: 7.3./13.8./22.4./S.56.
0,5–2	• Dermatika, Parenteralia • **cave** Pädiatrie, weil toxikologisch relevant

Konservierungsmittel	Charakteristik
Chlorhexidindiacetat Ph. Eur.	• Feststoff • Wasserlöslichkeit 1,9 % • pH-Bereich: 5–8 • pH-Stabilitätsbereich: 5–6 • Ausfällung der Base bei pH > 8 • inkompatibel mit den meisten anionischen Substanzen • Zersetzung zum toxikologisch relevanten 4-Chloranilin • Verarbeitung als Stammlösung (vgl. NRF S.7.)
Chlorhexidindigluconat Ph. Eur.	• Chlorhexidindigluconat-Lösung Ph. Eur., wässriges Lösungskonzentrat 200 g/L mit Dichte $\rho = 1{,}065$ g/mL: 5,33 g enthalten 1 g Chlorhexidindigluconat • Wasserlöslichkeit > 70 % • pH-Bereich: 5–8 • pH-Stabilitätsbereich: 5–6 • Ausfällung der Base pH > 8 • Wirkung erfolgt durch die freie Base • inkompatibel mit den meisten anionischen Substanzen • Zersetzung zum toxikologisch relevanten 4-Chloranilin
Chlorobutanol-Hemihydrat Ph. Eur.	• Feststoff • Wasserlöslichkeit 0,8 % • pH-Wirkbereich: < 4 • hydrolyseempfindlich • Sorption an Polyethylen und Gummistopfen
Ethanol Ph. Eur.	• Flüssigkeit • pH-unabhängig wirksam • austrocknend • hautreizend

Konzentration [%]	Anwendungsart/Beispiele
0,01–0,1	• Dermatika, Rektalia, Vaginalia, Mund- und Rachentherapeutika, Ophthalmika • **cave** Otologika (Aufbereitungsmonographie), Nasalia (lokale Reizungen), Wundbehandlung • NRF S.7.
0,01–0,1	• siehe Chlorhexidindiacetat
0,05–0,5	• Ophthalmika, Nasalia, Parenteralia
≥ 15 (*m/m*) (im Sauren), ≥ 18 (*m/m*) (im pH-Neutralen und Basischen)	• Dermatika, Oralia, Otologika • **cave** Pädiatrie, toxikologisch relevant • kein Konservierungsstoff im herkömmlichen Sinn, aber antimikrobiell wirksam • wird in Arzneimitteln auch als Dispersions-, Löse- und/oder Feuchthaltemittel verwendet

Konservierungsmittel	Charakteristik
4-Hydroxybenzoesäureester (PHB-Ester)	• Verarbeitung meist in Mischung aus Methyl- und Propylester (3+1) als Stammlösung 0,1 % (vgl. Konserviertes Wasser DAC, NRF S.6.) • pH-Wirkbereich: 1–8,5 • Ausfällung des Propyl-4-hydroxybenzoat bei Aufbewahrung im Kühlschrank
Methyl-4-hydroxybenzoat Ph. Eur. (Nipagin® M)	• Feststoff • Wasserlöslichkeit 0,25 % • pH-Wirkbereich: 1–8,5 • Salzbildung: pH > 8 • starke Verteilung in die Lipidphase • hydrolyseempfindlich im stark Sauren und im Basischen • synergistischer Effekt mit Propylenglycol • Verarbeitung auch als Stammlösung (vgl. NRF S.34., Dichte $\rho = 1{,}06$ g/mL) und wässrige Lösung (vgl. Arzneiträger der NRF 26.2.)
Propyl-4-hydroxybenzoat Ph. Eur. (Nipasol®)	• Feststoff • Wasserlöslichkeit 0,04 % • pH-Wirkbereich: 1–8,5 • Salzbildung: pH > 8 • sehr starke Verteilung in die Lipidphase • hydrolyseempfindlich im stark Sauren und Basischen
Pentylenglycol DAC	• Flüssigkeit • mit Wasser mischbar • pH-unabhängig wirksam • hautreizend bei > 20 %
2-Phenoxyethanol Ph. Eur.	• Flüssigkeit • Wasserlöslichkeit 2,3 % • pH-unabhängig wirksam • moderate Verteilung in die Lipidphase
Polihexanid	• Polihexanid-Lösung 20 Prozent DAC, wässriges Lösungskonzentrat 20 % (*m/m*) mit Dichte $\rho = 1{,}040–1{,}050$ g/mL • pH-Bereich: 5–8 • inkompatibel mit einigen anionischen Substanzen • synergistischer Effekt mit nichtionischen Tensiden und Natriumedetat 0,1 % • Verarbeitung als Stammlösung (vgl. NRF S.30.)
2-Propanol Ph. Eur.	• Flüssigkeit • pH-unabhängig wirksam • austrocknend • hautreizend

Konzentration [%]	Anwendungsart/Beispiele
0,05–0,1 (Konserviertes Wasser DAC: ≥ 50 % der Wasserphase)	• Dermatika, Rektalia, Vaginalia, Oralia, Mund- und Rachentherapeutika, Inhalanda, Parenteralia, Otologika • **cave** Ophthalmika, Nasalia (lokale Reizungen) • **cave** Propyl-4-hydroxybenzoat in Oralia: Pädiatrie und Schwangerschaft • NRF-Vorschriften: 4.6./7.13./19.1./22.9./27.5./S.6.
0,05–0,2	• siehe 4-Hydroxybenzoesäureester • NRF-Vorschriften: 7.15./19.9./26.2./34.1./S.6./S.34.
0,01–0,03	• siehe 4-Hydroxybenzoesäureester
10 (bezogen auf die Wasserphase)	• Dermatika, vergleichbar Propylenglycol • kein Konservierungstoff im herkömmlichen Sinn, aber antimikrobiell wirksam • wird in Arzneimitteln auch als Dispersions-, Löse- und/oder Feuchthaltemittel verwendet
0,5–2	• Dermatika, Parenteralia
0,001–0,1	• Dermatika, Ophthalmika, Nasalia, Wund- und Mundtherapeutika • NRF S.30. (bspw. in NRF 11.128., hier Polihexanid als Wirkstoff)
≥ 13 (*m*/*m*) bzw. ≥ 15 (*V*/*V*)	• Dermatika, Otologika • **cave** Pädiatrie, weil toxikologisch relevant • kein Konservierungstoff im herkömmlichen Sinn, aber antimikrobiell wirksam • wird in Arzneimitteln auch als Dispersions-, Löse- und/oder Feuchthaltemittel verwendet

Konservierungsmittel	Charakteristik
Propylenglycol Ph. Eur.	• hydrophile Flüssigkeit • mit Wasser mischbar • pH-unabhängig wirksam • schlechter Geschmack • hautreizend bei > 20 % • fungizid für Schimmelpilze nur bei hoher Konzentration in der Wasserphase • ausführlichere Informationen in den DAC/NRF-Rezepturhinweisen »Propylenglycol« (www.dac-nrf.de)
Sorbinsäure Ph. Eur.	• Feststoff • Wasserlöslichkeit 0,16 % • pH-Bereich: 3,5–5,5 • oxidative Zersetzung der Säureform • wasserdampfflüchtig • meist Verarbeitung von Kaliumsorbat
Kaliumsorbat Ph. Eur.	• Feststoff • in Wasser sehr leicht löslich • Wirkung erfolgt durch freie Säure; als Salz antimikrobiell nicht wirksam, deshalb bei Bedarf pH-Korrektur < 5,5: 2 Teile Kaliumsorbat mit 1 Teil Citronensäure (Kaliumsorbat vor pH-Korrektur bzw. vor Citronensäure lösen)
Thiomersal Ph. Eur.	• Feststoff • sehr leicht wasserlöslich • pH-Wirkbereich: 4–8 • Inaktivierung durch Iodid- und Chloridionen • Adsorption an Polyethylen und Gummistopfen • Verarbeitung als Stammlösung (vgl. NRF S.4.)

Konzentration [%]	Anwendungsart/Beispiele
10–50, bezogen auf die hydrophile Phase (nach Risikobeurteilung)	• Dermatika, Rektalia, Vaginalia, Oralia, Otologika • **cave** Pädiatrie, weil toxikologisch relevant (s. DAC/NRF-Rezepturhinweis »Propylenglycol«, www.dac-nrf.de) • kein Konservierungsmittel im herkömmlichen Sinn, aber antimikrobiell wirksam • wird in Arzneimitteln auch als Dispersions-, Löse- und/oder Feuchthaltemittel verwendet • Basiscreme DAC und NRF S.36.
0,05–0,2	• Dermatika, Rektalia, Vaginalia, Oralia, Nasalia, Mund- und Rachentherapeutika • **cave** Ophthalmika, Inhalanda
0,07–0,3	• siehe Sorbinsäure • NRF-Vorschriften: 10.3./10.4./10.5./11.65./17.3./26.4./S.20./S.25.–S.27./S.39.–S.41./S.52.
0,001–0,01	• Ophthalmika • NRF-Vorschriften: 15.2./15.10./15.15./15.29./S.4.

Literatur: Deutscher Arzneimittel-Codex/Neues Rezeptur-Formulatium, Avoxa – Mediengruppe Deutscher Apotheker, Eschborn • Kramer, A., Assadian, O., Wallhäußers Praxis der Sterilisation, Desinfektion, Antiseptik und Konservierung, Georg Thieme Verlag, Stuttgart 2008 • Thoma, K., Daniels, R., Apothekenrezeptur und -defektur, 9. Aktualisierungslieferung 2021, Deutscher Apotheker Verlag, Stuttgart • Sheskey, P. J., Cook, W., Cable, C. G., Handbook of pharmaceutical excipients, 8th Ed., American Pharmacists Association/Royal Pharmaceutical Society of Great Britain, Pharmaceutical Press, London, Washington 2017 • BfArM, Besonderheitenliste, www.bfarm.de

Verwendbarkeitsfristen der Dermatikagrundlagen

Bei industriell vorgefertigten Dermatikagrundlagen macht der Hersteller Angaben über die Haltbarkeit (Laufzeit) vor Anbruch des Originalbehältnisses »verwendbar bis ...«. Fehlt der Hinweis zur Haltbarkeit, werden die Angaben zur Haltbarkeit und Verwendbarkeitsfrist der **DAC-Anlage I** bzw. dieser Tabelle empfohlen.

Nach Anbruch soll in der Apotheke eine Verwendbarkeitsfrist festgelegt werden. Diese darf nicht über die herstellerseits angegebene Haltbarkeit hinausgehen. Die Grundlage kann bis zum letzten Tag der festgelegten Verwendbarkeitsfrist verwendet werden. Daran schließt sich die Aufbrauchsfrist beim Patienten an, s. Abschnitt I.4.2., DAC/NRF.

Grundlagentyp und Beispiele	Haltbarkeit (Laufzeit) vor Anbruch	Verwendbarkeitsfrist
Hydrophobe Salben, Wasser aufnehmende Salben, lipophile Gele		
Halbfestes Hartfett Ph. Eur.	5 Jahre	5 Jahre
Weißes Vaselin Ph. Eur.	5 Jahre	5 Jahre
Gelbes Vaselin Ph. Eur.	5 Jahre	5 Jahre
Hydrophile Salbe DAB	5 Jahre	5 Jahre
Wollwachsalkoholsalbe DAB	3 Jahre	2 Jahre
Wollwachsalkoholsalbe SR mit Gelbem Vaselin DAC	3 Jahre	2 Jahre
Wollwachsalkoholsalbe SR mit Weißem Vaselin DAC	3 Jahre	2 Jahre
Hydrophobes Basisgel DAC	5 Jahre	5 Jahre
Emulgierendes hydrophobes Basisgel DAC	5 Jahre	5 Jahre
Abwaschbare Salbengrundlage DAC (NRF S.31.)	3 Jahre	3 Jahre
Lipophile Cremes (W/O-Cremes)		
Hydrophobe Basiscreme DAC (NRF S.41.)	2 Jahre	6 Monate
Weiche Creme DAC	1 Jahr	3 Monate
Kühlcreme DAB (0,05 % Antioxidans)	1 Jahr	3 Monate (Kühlschrank)
Lanolin DAB	1 Jahr	3 Monate

Grundlagentyp und Beispiele	Haltbarkeit (Laufzeit) vor Anbruch	Verwendbarkeitsfrist
Lipophile Cremes (W/O-Cremes)		
Wollwachsalkoholcreme DAB (nicht konserviert)	1 Jahr	3 Monate
Wollwachsalkoholcreme SR mit Gelbem Vaselin DAC (nicht konserviert)	1 Jahr	3 Monate
Wollwachsalkoholcreme SR mit Weißem Vaselin DAC (nicht konserviert)	1 Jahr	3 Monate
Hydrophile Salben		
Macrogolsalbe DAC	5 Jahre	3 Jahre
Hydrophile Cremes (O/W-Cremes) und hydrophile Emulsionen Hydrophile Cremes sind üblicherweise konserviert bzw. enthalten Propylenglycol. Cremes ohne Konservierungsmittel eignen sich ausschließlich für die rezepturmäßige Herstellung und nicht für die Herstellung auf Vorrat. Sie sind bei Bedarf frisch herzustellen.		
Anionische hydrophile Creme DAB	1 Jahr	6 Monate
Nichtionische hydrophile Creme DAB	1 Jahr	6 Monate
Basiscreme DAC	3 Jahre	6 Monate
Nichtionische hydrophile Creme SR DAC (NRF S.26.)	1 Jahr	6 Monate
Nichtionisches wasserhaltiges Liniment DAC (NRF S.39.)	1 Jahr	6 Monate
Anionische hydrophile Creme SR DAC (NRF S.27.)	1 Jahr	6 Monate
Wasserhaltiges Liniment SR DAC (NRF S.40.)	1 Jahr	6 Monate
Hydrophile Basisemulsion DAC (NRF S.25.)	1,5 Jahre	6 Monate

Grundlagentyp und Beispiele	Haltbarkeit (Laufzeit) vor Anbruch	Verwendbar-keitsfrist
Hydrophile Gele Hydrophile Gele sind üblicherweise konserviert bzw. enthalten Alkohol. Gele ohne Konservierungsmittel eignen sich ausschließlich für die rezepturmäßige Herstellung und nicht für die Herstellung auf Vorrat. Sie sind bei Bedarf frisch herzustellen.		
Carbomergel pH 5 / pH 6,5 (NRF S.43.)	3 Jahre (Weithalsglas, Aluminiumtube), 3 Monate (Spenderdose)	3 Monate (Weithalsglas, Spenderdose), 1 Jahr (Aluminiumtube)
Wasserhaltiges Carbomergel DAB	1 Jahr	6 Monate
2-Propanolhaltiges Carbomergel DAB	1 Jahr	6 Monate
Carmellose-Natrium-Gel DAB	1 Jahr	6 Monate
Hydroxethylcellulosegel DAB	1 Jahr	6 Monate
Thermogel (NRF S.51.)	1 Jahr	1 Jahr
Waschgelgrundlage (NRF S.37.)	1 Jahr	1 Jahr
Pasten, Schüttelmixturen		
Hypromellose-Haftpaste 40 % (NRF S.42.)	3 Jahre	3 Jahre
Zinkoxidschüttelmixtur DAC (NRF 11.22.)	2 Jahre	6 Monate
Ethanolhaltige Zinkoxidschüttelmixtur (NRF 11.3.)	3 Jahre	6 Monate
Zinkpaste DAB	5 Jahre	5 Jahre
Weiche Zinkpaste DAB (NRF 11.21.)	5 Jahre	5 Jahre
Alkohol-Wasser-Gemische		
Ethanol-Wasser-Gemische DAB (und analoge)	5 Jahre	3 Jahre
2-Propanol-Wasser-Gemische DAC	5 Jahre	3 Jahre

Literatur: Albert, K., Reimann, H., Haltbarkeit der Ausgangsstoffe und Rezepturen in der Apotheke, 3. Auflage, Govi – ein Imprint der Avoxa Mediengruppe, Eschborn 2018

Empfehlungen zur Festlegung der Aufbrauchsfrist

Aufbrauchsfristen lassen sich experimentell nur sehr bedingt durch Simulation der Anwendungsbedingungen bestimmen (»Anbruchstabilität«). Deshalb muss die Festlegung der Aufbrauchsfrist eines Rezepturarzneimittels unter Beachtung verschiedener Faktoren vorgenommen werden, und zwar sowohl bei ihrer Standardisierung im NRF als auch in der Apothekenpraxis als freie Individualrezeptur. Zentrales Schema für den Entscheidungsprozess ist die Abbildung I.4.-1, DAC/NRF. Im Abschnitt I.4.2.1. des DAC/NRF sind fünf schematisch dargestellte Fälle genauer beschrieben.

Fallunterscheidung

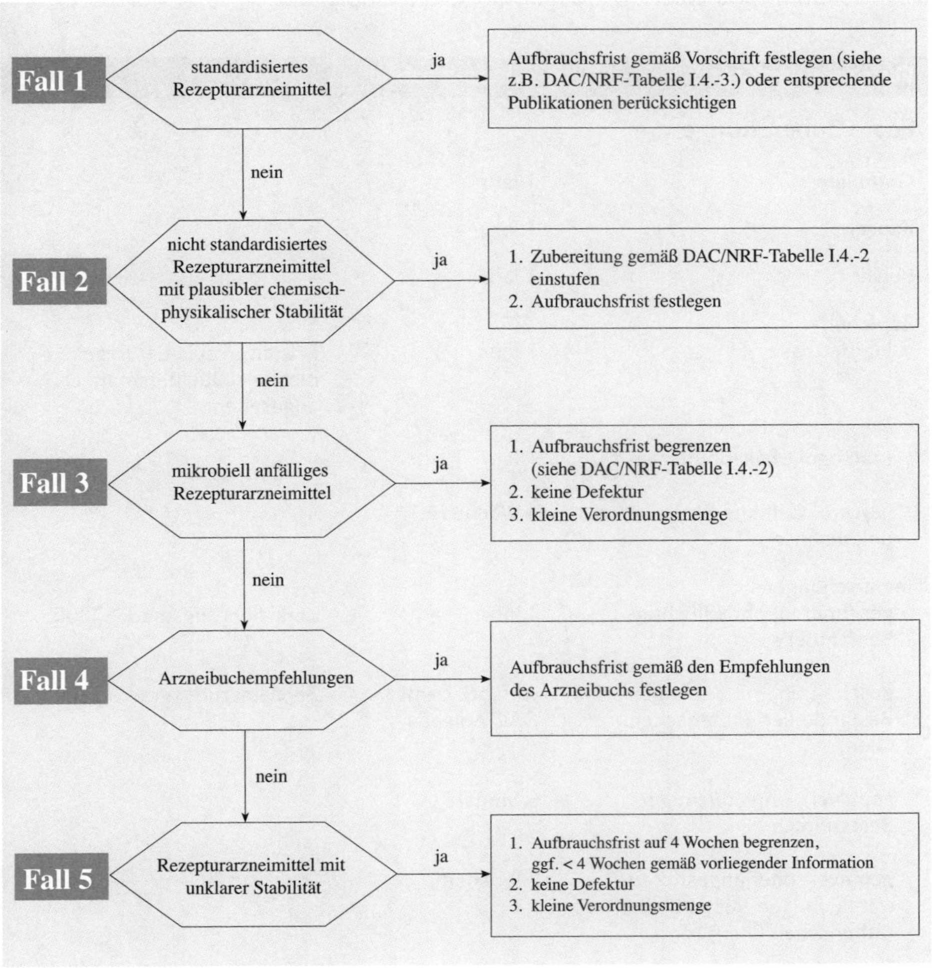

Darreichungsformspezifische Richtwerte

Richtwerte der Aufbrauchsfristen für chemisch und physikalisch stabile Rezepturarzneimittel in Mehrdosenbehältnissen gemäß den Fällen 2, 3 und 4 der Abbildung I.4.-1 (auf der Seite 91) werden zur Kennzeichnung vorgeschlagen, s. Tabelle I.4.-2 des DAC/NRF. Das Verfallsdatum ist grundsätzlich so zu berechnen, dass die Aufbrauchsfrist bzw. Laufzeit ab dem Herstellungstag gezählt wird, den Herstellungstag aber nicht einschließt. »Unkonserviert« als Attribut wässriger Darreichungsformen ist in der Aufstellung als mikrobiell anfällig zu lesen, »konserviert« als mikrobiologisch ausreichend stabil.

Parenteralia sowie Zubereitungen zur Anwendung in der Harnblase und unkonservierte (mikrobiell anfällige) wässrige Zubereitungen zur Anwendung am Auge und zur Wundbehandlung sollen nicht in Mehrdosenbehältnisse abgepackt werden. Deshalb werden mit Ausnahme bestimmter Sklerosierungslösungen keine Richtwerte genannt. Auch bei unkonservierten wässrigen Zubereitungen für manche andere Lokalanwendung sind Einzeldosisabpackungen zu empfehlen.

Darreichungsform	Aufbrauchsfrist	Hinweis
Feste Zubereitungen		
Granulate	1 Jahr	–
Kapseln	1 Jahr	–
Pulver	1 Jahr	–
Zäpfchen		
Hartfettbasis	1 Jahr	Fettreif wird in der Regel nicht als Qualitätsmangel angesehen.
Macrogol-, Kakaobutterbasis	1 Jahr	–
Glycerol-Gelatine-Basis, unkonserviert	4 Wochen	–
Teemischungen		
geschnitten, ohne flüchtige Bestandteile	1 Jahr	Zerkleinerungsgrad ≥ 2800
geschnitten, mit flüchtigen Bestandteilen (ätherischen Ölen)	variabel, gemäß DAC-Anlage I	Zerkleinerungsgrad ≥ 2800
gepulvert, ohne flüchtige Bestandteile	6 Monate	–
gepulvert oder angestoßen, mit flüchtigen Bestandteilen (ätherischen Ölen)	2 Wochen	–

Darreichungsform	Aufbrauchsfrist	Hinweis
Halbfeste Zubereitungen		
Kutane, nasale, rektale, vaginale Anwendung, Anwendung in der Mundhöhle		
Hydrophobe Salben, Wasser aufnehmende Salben, lipophile Gele, jeweils einschließlich entsprechender Pasten		
Tube, Spenderdose	1 Jahr	–
Schraubdeckeldose	6 Monate	Ausnahmefall, z. B. bei sehr hoher Konsistenz
Lipophile Cremes, einschließlich entsprechender Pasten		
konserviert; Tube	1 Jahr	–
konserviert; Spenderdose	6 Monate	–
konserviert; Schraubdeckeldose	4 Wochen	Ausnahmefall, z. B. bei Unverträglichkeit mit Tuben
nicht konserviert; Tube, Spenderdose	4 Wochen	–
Hydrophile Salben, einschließlich entsprechender Pasten		
Tube, Spenderdose	1 Jahr	–
Hydrophile Cremes, Hydrogele, jeweils einschließlich entsprechender Pasten		
konserviert; Tube	1 Jahr	–
konserviert; Spenderdose	6 Monate	–
konserviert; Schraubdeckeldose	4 Wochen	Ausnahmefall, z. B. bei Unverträglichkeit mit Tuben
nicht konserviert; Tube, Spenderdose	1 Woche	starke Abhängigkeit von pH-Wert, Inhaltsstoffen und Temperatur; 2 Wochen im Kühlschrank

Darreichungsform	Aufbrauchsfrist	Hinweis
Halbfeste Zubereitungen		
Anwendung am Auge		
Hydrophobe Salben	4 Wochen	Empfehlung laut Ph. Eur.; Herstellung bei suspendiertem Wirkstoff problematisch
Lipophile Cremes		
konserviert	4 Wochen	Empfehlung laut Ph. Eur.; gelöster Wirkstoff
nicht konserviert	keine	unzulässig; nur Einzeldosisbehältnisse; gelöster Wirkstoff
Hydrogele		
konserviert	4 Wochen	Empfehlung laut Ph. Eur.; Herstellung bei suspendiertem Wirkstoff problematisch
Anwendung am Ohr		
Hydrophobe Salben		
Tube, Spenderdose	4 Wochen	in begründeten Fällen 6 Monate
Lipophile Cremes		
konserviert; Tube, Spenderdose	4 Wochen	Empfehlung laut Ph. Eur.
Hydrogele		
konserviert; Tube, Spenderdose	4 Wochen	Empfehlung laut Ph. Eur.

Darreichungsform	Aufbrauchsfrist	Hinweis
Flüssige Zubereitungen (Emulsionen, Suspensionen, Lösungen)		
Kutane, rektale, vaginale Anwendung, Anwendung in der Mundhöhle		
konserviert	6 Monate	–
nicht konserviert	1 Woche	starke Abhängigkeit von pH-Wert, Inhaltsstoffen und Aufbewahrungstemperatur
wasserfrei	6 Monate	–
Oralia		
konserviert	6 Monate	–
nicht konserviert	2 Wochen	nur Kühlschranklagerung
wasserfrei	6 Monate	–
Anwendung am Auge		
wässrig, konserviert	4 Wochen	Empfehlung laut Ph. Eur.
wässrig, nicht konserviert	keine	unzulässig; nur Einzeldosis-behältnisse
ölig (Augentropfen)	4 Wochen	Ausnahme bei unkonservierten immunsuppressiv wirkenden Wirkstoffen: 1 Woche
Anwendung auf Wunden		
konserviert	24 Stunden	bei aseptischer Entnahme und Aufbewahrung im Kühlschrank
Inhalationslösungen		
konserviert	4 Wochen	in Anlehnung an Augentropfen
nicht konserviert	24 Stunden	möglichst in sterile Einzeldosisbehältnisse
wasserfrei	1 Jahr	Tropfflüssigkeiten zur Inhalation, insbesondere ätherische Öle

Darreichungsform	Aufbrauchsfrist	Hinweis
Flüssige Zubereitungen (Emulsionen, Suspensionen, Lösungen)		
Anwendung in der Nase		
Nasenemulsionen		
konserviert; Tube, Spenderdose mit Applikator	3 Monate	–
konserviert; Pipettenflasche	2 Wochen	–
nicht konserviert; Tube, Spenderdose mit Applikator	1 Woche	–
nicht konserviert; Pipettenflasche	24 Stunden	–
Nasenspray (mit Druckzerstäuberpumpe)		
konserviert	6 Monate	vergleichsweise geringes Kontaminationsrisiko bei Anwendung
nicht konserviert	1 Woche	
Nasentropfen		
konserviert	2 Wochen	hohes Kontaminationsrisiko bei Anwendung; höchstens 10 mL je Abgabegefäß
nicht konserviert	24 Stunden	möglichst in sterile Einzeldosisbehältnisse
Anwendung am Ohr		
wässrig, konserviert	4 Wochen	Empfehlung laut Ph. Eur.
wässrig, nicht konserviert	24 Stunden	möglichst in sterile Einzeldosisbehältnisse
wasserfrei	4 Wochen	Empfehlung laut Ph. Eur.; in begründeten Fällen 6 Monate
Sklerosierungslösungen zur submukösen Anwendung		
ölig, alkoholisch oder wässrig mit stark antimikrobieller Wirkung	3 Tage	bei aseptischer Entnahme
Wässrige Zubereitungen aus Teemischungen (Abkochungen, Aufgüsse)		
nicht konserviert	24 Stunden	bei Raumtemperatur
	3 Tage	im Kühlschrank